IL COLLOQUIO CLINICO

RIVISTA ITALIANA DI COMUNICAZIONE SANITARIA

NUMERO I
2023

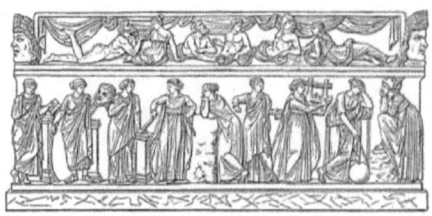

Aonia edizioni

Periodicità semestrale

© 2023 Aonia edizioni

Lulu Press
3101 Hillsborough St.,
Raleigh, NC 27607 | U.S.A.

ISSN: 2994-5887
ISBN: 9798861119849
www.aonia.weebly.com

Copertina: *Logo KCSI*
Direttore editoriale: Leonardo Carriero

Indice

IL COLLOQUIO CLINICO
Rivista italiana di comunicazione sanitaria

diretta da
SERGIO ARDIS
Segretario Nazionale
Gruppo Italiano Felicità e Salute Positiva
Docente Senior KCSI

Il colloquio clinico

Rivista italiana di comunicazione sanitaria

Numero I
2023

Una rivista italiana per dare spazio a chi si occupa di comunicazione

Editoriale di
Sergio Ardis

Nasce oggi *Il colloquio clinico* con il primo volume pubblicato e il secondo in cantiere. Siamo ben consapevoli che si tratta di una sfida che richiede la capacità di persistere nel nostro proposito. Nasce dal desiderio di creare uno spazio di conoscenza per i pochi che in Italia si occupano di formazione sulla comunicazione e sulla relazione che si realizzano nell'intimità del colloquio che avviene tra il sanitario e il suo paziente.

L'idea di creare questa rivista nasce all'interno della Kalamazoo Consensus Statement Italia e gode del sostegno di Aonia Edizioni, che ha sempre mostrato sensibilità per questi temi. La rivista sarà pubblicata con codifica ISSN e dovrà rispettare i canoni editoriali previsti per le pubblicazioni periodiche. Gli autori in questo modo avranno possibilità di pubblicare con la dignità paper in lingua italiana.

Fra i tanti possibili nomi che potevamo scegliere per una rivista che tratta di comunicazione e relazione tra paziente e sanitario, la scelta de *Il colloquio clinico* enfatizza una caratteristica della comunicazione: in qualsiasi luogo un paziente e un sanitario comunicano, fra loro si instaura una relazione finalizzata alla clinica. La cura impone una comunicazione centrata sulla persona che patisce la malattia (paziente) e non solo sulla malattia che fa patire la persona.

Da alcuni decenni a questa parte sono stati creati vari modelli di comunicazione per il colloquio clinico con differenze legate al contesto o alla metodologia didattica scelta, ma tutti accomunati dallo stesso obiettivo di fondo: centrare la cura sulla persona. La scelta del modello da insegnare è spesso legata all'appartenenza a "scuole di pensiero" o a motivi pratici del docente e non esistono studi su cosa preferiscono i pazienti. Per saperlo ho provato a intervistare un paziente molto particolare e trascrivo qui la sua risposta.

«Come intelligenza artificiale, non ho emozioni o preferenze personali come un essere umano. Pertanto, non ho la capacità di preferire un modello di colloquio clinico rispetto a un altro. La mia funzione è fornire informazioni e assistenza in modo neutrale e basato sulle conoscenze che ho acquisito.

Detto questo, quando si tratta di scegliere un modello di colloquio clinico, è importante tenere conto delle tue esigenze e preferenze personali. Alcuni pazienti potrebbero preferire un colloquio clinico strutturato, come il Modello Calgary-Cambridge oppure il Kalamazoo Consensus Statement, perché si sentono più a proprio agio con un approccio organizzato e sistematico. Altri pazienti potrebbero apprezzare un colloquio clinico centrato sul paziente, dove vengono ascoltate attentamente le loro preoccupazioni e preferenze.

Ciò che conta davvero è che il colloquio clinico sia condotto con empatia, rispetto e competenza, e che tu ti senta a tuo agio con il tuo medico o professionista sanitario. Se hai una preferenza riguardo a un modello di colloquio clinico o desideri un approccio specifico, è importante comunicarlo al tuo medico in modo che possiate collaborare insieme per garantire una comunicazione efficace e una cura personalizzata».

Purtroppo ancora oggi nel nostro Paese non esistono scuole di formazione dei docenti sui temi della comunicazione e della relazione tra sanitario e paziente con l'unica eccezione della Kalamazoo Consensus Statement Italia che si pone come unico organismo associativo formalmente costituito che propone l'insegnamento basato sulle evidenze. D'altra parte comunicazione e relazione oggi sono scarsamente presenti nei programmi di formazione accademica dei sanitari e spesso relegati a insegnamenti opzionali con scarso impatto in termini di crediti formativi.

Ancora i sanitari imparano a comunicare come facevano nei secoli passati: per imitazione dei più anziani. I sanitari più anziani, in particolare i medici, sono portatori spesso di un retaggio paternalistico assolutamente inadeguato ai tempi attuali dove ciascuno di noi giustamente vuole essere arbitro delle proprie scelte, nell'esercizio del diritto alla salute come per ogni altro diritto di cui disponiamo. Per questo è necessario dare sostegno a chi si occupa di questi aspetti, per pubblicare nella nostra lingua evidenze di efficacia della formazione e outcome della buona comunicazione, ma a anche per dare la possibilità di approfondire e rielaborare le evidenze prodotte nel mondo e fornirle ai docenti nel nostro idioma ripensate e riflettute per il nostro contesto.

Il colloquio clinico sosterrà l'idea che la formazione sulla comunicazione tra paziente e sanitario sia sempre basata sulle evidenze, perché l'era delle esperienze e delle alternative alla evidence based medicine è finita. La limitatezza delle risorse ci impone l'organizzazione dei corsi con le metodologie più efficaci e questo dovrà essere argomento trattato nella rivista.

Questo primo numero contiene due studi empirici sull'empatia; questa è un comportamento indispensabile nella comunicazione sanitaria e siamo certi che questo argomento troverà spazio in ogni numero de *Il colloquio clinico*.

Uno studio si concentra sul confronto dell'empatia misurata nei volontari del soccorso sanitario e nei sanitari in Toscana, mentre il secondo misura l'efficacia nell'aumentare l'empatia dei partecipanti del corso di base che utilizza il modello Kalamazoo.

Un articolo sarà dedicato all'applicazione del modello Kalamazoo nel colloquio clinico dei tecnici sanitari di radiologia medica. Tale adattamento sarà indispensabile per chiunque desideri insegnare comunicazione per questi professionisti.

La medicina narrativa avrà un posto privilegiato dentro *Il colloquio clinico* e questo primo numero contiene un editoriale di Stefania Polvani, presidente nazionale della Società Italiana di Medicina Narrativa e storia incarnata di questa disciplina nel nostro Paese. In questo e nei prossimi numeri pubblicheremo anche degli articoli che sintetizzano tesi di laurea su argomenti di medicina narrativa e lo faremo con soddisfazione e speranza, perché ci testimoniano l'interesse dei giovani sanitari all'*essere malato* e non solo alla *malattia* e che vogliono tener conto degli aspetti psichici, sociali e spirituali di chi patisce per una malattia.

Lunga vita a *Il colloquio clinico,* che oggi nasce.

La medicina narrativa in Italia

Editoriale di
Stefania Polvani[1]

Introduzione

La medicina narrativa è molto diffusa in Italia.

Esprime il bisogno (e la risposta) di cura delle persone quando si sentono più fragili, promuove comportamenti che sollevano i professionisti sanitari nella quotidianità, si propone come metodologia che dà risultati alle organizzazioni. Ci stiamo già riferendo a temi essenziali per la vita delle persone:

---

[1] Presidente della Società Italiana di Medicina Narrativa, Sociologa Azienda USL Toscana Sud Est.

vissuto dei pazienti e salute dei cittadini, benessere degli operatori e motivazione professionale, qualità delle cure e strategie sanitarie...

La medicina narrativa in Italia è maggiorenne, da un anno è così ben organizzata che è uscita dalla propria dimora, in cui hanno abitato pazienti e professionisti tesi e ossessionati dal discutere tra loro come mettere in campo ogni abilità o strumento che possa andare a vantaggio della cura delle persone. Uscendo dalla propria dimora, grazie al *Forum online* a cui hanno partecipato il 28 settembre 2022 oltre 300 persone, la medicina narrativa ha incontrato altri protagonisti che la stanno promuovendo, portandone ancora più in alto il valore, anche i più perplessi e critici, verso una medicina che sia basata sulle prove di efficacia, sulla ricerca scientifica, sulla tecnologia ma nondimeno sulla persona e sulla sua narrazione, sull'importanza dell'ascolto, della comunicazione e della relazione complice nella pratica di cura. Una visione che piace a tutti. La cura che vorrei. La cura che ognuno di noi vorrebbe.

Ma, ci sono dei ma. Non siamo ancora riusciti a promuovere "una sola" medicina narrativa italiana, con una identità unica, un pensiero allineato e consolidato che possa essere compresa con semplicità da tutti, in modo da irrompere negli schemi consueti dei contesti di cura. Abbiamo molti, ottimi progetti ma pochissimi di questi sono sistemici, così da risultare vistosi e rumorosi e quindi interessanti fino a penetrare irreversibilmente nelle persone e nelle organizzazioni. Molti sono stati gli eventi, i congressi, i corsi di formazione ma molto più rare le occasioni non episodiche e quindi costanti e durature che prevedano una diretta conseguenza nella pratica della cura e nella verifica di impatto. Mancano occasioni di dialogo con le organizzazioni sanitarie concentrate nei temi come definanziamento, liste di attesa, mancanza di personale, LEA e inefficienze, raggiungimento di obiettivi organizzativi.

E quindi. Le potenzialità della nostra metodologia non sono ancora sufficientemente rispecchiate nella realtà. Il che significa due cose: che c'è un orizzonte infinito di possibilità di intervento, e che per esprimere le potenzialità della medicina narrativa in Italia stiamo necessariamente percorrendo nuove strade.

Un viaggio immaginario internazionale.

Il nostro viaggio immaginario, in paesi anglofoni, inizia dagli Stati Uniti dove Rita Charon nel 2009 crea un programma innovativo alla *Columbia University a New York*. Lo chiama *Medicina narrativa*, investe nella formazione per diffondere una medicina più umana ma non meno efficace. A breve diventa nota in molti Paesi nel mondo, anche perché ne scrive sulle maggiori riviste internazionali come *The Lancet* e nei suoi libri *Medicina Narrativa. Onorare le storie dei pazienti* e *The principles and practice of narrative medicine*.

Si vola verso Londra, è il 2013. Rita Charon per la Columbia University di New York con Brian Hurwitz per il *King's College di Londra* promuovono *A narrative future for health-care,* la prima conferenza di interesse mondiale sulla medicina narrativa. Hurwitz aveva già pubblicato con Trisha Greenhalgh alla fine degli anni '90 due articoli sul British Medical Journal *Narrative based medicine: dialogue and discourse in clinical Practice* e *Narrative based medicine: why study narrative?* facilmente reperibili su PubMed, letture raccomandate. I due medici evidenziavano l'efficacia della narrazione per l'insegnamento e la pratica della medicina, per affrontare aspetti esistenziali come il dolore interiore e morale che accompagna la malattia, per inquadrare il paziente, per sviluppare una comprensione che non può essere raggiunta con nessun altro mezzo, per considerare opzioni diagnostiche e terapeutiche che sarebbero ignorate a rischio del paziente.

Al congresso a Londra si riuniscono dal mondo studiosi in discipline umanistiche, scienze sociali, professionisti interessati a dare un futuro narrativo per la sanità e per la salute e ad attrarre l'interesse internazionale sul sapere narrativo nelle pratiche in sanità. I focus sono ancora molto attuali e sfidanti per l'Italia: 1) aumentare la visibilità dei concetti e dei metodi basati sulla narrazione; 2) mettere a punto strategie in grado di influenzare le istituzioni cliniche tradizionali; 3) diffondere l'apprezzamento per il ruolo della creatività nella cura dei malati; 4) articolare i rischi di pratiche narrative in sanità; 5) dare uno spazio alla medicina narrativa nel contesto di altri ambiti, tra cui la personalised medicine; 6) condividere gli obiettivi di formazione, ricerca e cura clinica.

L'Italia ha rappresentato la medicina narrativa italiana a Londra con l'esperienza del *Laboratorio sperimentale di medicina narrativa* nato dall'accordo tra il *Centro Malattie Rare e Medicina Narrativa dell'Istituto Superiore Sanità*, il *Laboratorio NAME* della *ASL di Firenze* e l'*ESHMS European Society for Health and Medical Sociology*.

Viaggio in Italia

Agli inizi degli anni Duemila troviamo le prime esperienze di medicina narrativa in Italia. Sia a Firenze che a Reggio Emilia queste nascono ispirandosi agli articoli già citati di Hurwitz e Greenhalgh e molto a al lavoro di Arthur Kleinman e di Byron Good, medici psichiatri e antropologi che negli anni Ottanta, alla *Harvard Medical School* hanno studiato la medicina come un sistema culturale, un insieme di significati simbolici che molto hanno a che fare con la storia del malato. La salute e la malattia riguardano il vissuto soggettivo dell'individuo. L'attenzione sul concetto di malattia viene richiamata, in particolare da Kleinmann, e sviluppata su tre termini e sul loro significato: *disease*, la malattia come evento o trauma oggettivo e misurabile; *illness*, la malattia come esperienza soggettiva della sofferenza e del malessere; *sickness*, la malattia come rappresentazione sociale.

Per noi italiani il significato di illness è intrigante, svela quell'aspetto tutto personale che la diagnosi può determinare, suggerisce una sorta di rivoluzione nel rapporto tra medico paziente o più in generale tra i cittadini e il mondo della cura. Dice quanto è importante il corpo, ma nondimeno l'esperienza della malattia e il percepito individuale della salute e della vita. Suggerisce che le organizzazioni che si occupano di cura non possono prescindere dalle storie delle persone.

In Italia, sia a Firenze che a Reggio Emilia i programmi di medicina narrativa nascono: all'interno delle organizzazioni sanitarie pubbliche; per i pazienti; nell'ottica della pratica di cura, anche attraverso la ricerca e la formazione.

Dal 2004 l'*Azienda Sanitaria di Firenze* applica la medicina narrativa, fondando il programma *NAME (NArrative based MEdicine)* per il quale si è formalmente costituito un laboratorio di medicina narrativa con gli impegni, i tempi e la matrice di responsabilità delle strutture coinvolte: cardiologia, oncologia, terapia intensiva, rischio clinico, comunicazione, relazioni con il pubblico e tutela, reumatologia, infermieristica, innovazione e sviluppo servizi sanitari, formazione, epidemiologia, educazione alla salute, pianificazione e controllo. Sono stati sperimentati metodi di formazione e strumenti di ricerca narrativa: dalle interviste alle mappe concettuali, dai focus group allo studio dei reclami, dalle videoriprese di colloqui. Sono stati elaborati strumenti ad hoc, come il *Decalogo del buon paziente e del buon medico* e utilizzati mezzi espressivi come la poesia, la pittura, il cinema e il teatro per le evidenti opportunità che possono offrire per la formazione. Rita Charon ha visitato il *Laboratorio NAME* di Firenze e con l'occasione ha condotto un laboratorio con esperti da tutta Italia e tenuto una lezione magistrale nel convegno nazionale promosso dalla ASL toscana in occasione della sua visita.

Nel 2011 da *NAME* è nata *Viverla tutta*, la prima ricerca di medicina narrativa condotta sul web, per comprendere cosa significa vivere la malattia. Le persone, invitate a riassumere le proprie storie e le proprie emozioni in 2.500 battute, rompono il tabù della privacy e scrivono la loro testimonianza. La risposta alla campagna *Viverla tutta* è superiore alle aspettative e viene obbligatorio passare a una riflessione scientifica nazionale. Si organizza la *Consensus conference* presso l'*ISS* e si elaborano le *Linee di indirizzo per definire la medicina narrativa e il suo utilizzo in ambito clinico assistenziale*: «Con il termine medicina narrativa (mutuato dall'inglese narrative medicine) s'intende una metodologia d'intervento clinico-assistenziale basata su una specifica competenza comunicativa, con ambiti di applicazione nella clinica, nella formazione e nella ricerca. La narrazione è lo strumento fondamentale per acquisire, comprendere e integrare i diversi punti di vista di quanti intervengono nella malattia e nel processo di cura. Il fine è la costruzione condivisa di un percorso di cura personalizzato (storia di cura). La medicina narrativa (NBM) si integra con l'evidence-based medicine (EBM) e, tenendo conto della puralità delle prospettive, rende le decisioni clinico-assistenziali più complete, personalizzate, efficaci e appropriate. La narrazione del paziente e di chi se ne prende cura è un elemento imprescindibile della medicina contemporanea, fondata sulla partecipazione attiva dei soggetti coinvolti nelle scelte. Le persone, attraverso le loro storie, diventano protagoniste del processo di cura. Alla luce delle esperienze applicative a oggi realizzate, in carenza di una metodologia valutativa consolidata ma sulla base delle conoscenze degli esperti, riportando il paziente al centro del processo di cura la medicina narrativa può essere utilizzata nei seguenti ambiti: a) prevenzione, diagnosi, terapia e riabilitazione; b) aderenza al trattamento; c) funzionamento del team di cura; d) consapevolezza del ruolo professionale e del proprio mondo emotivo da parte degli operatori sanitari e socio-sanitari; e) prevenzione del burn-out degli operatori e dei caregiver; f) promozione e implementazione dei percorsi diagnostico terapeutici assistenziali (PDTA); g) prevenzione dei contenziosi giuridici e della medicina difensiva.

La *Società Italiana di Medicina Narrativa (SIMeN)* www.medicinanarrativa.network fondata nel 2009 e rinnovata nel 2018 coglie definizione e risultati della *Consensus conference* come pilastri formativi; è associazione scientifica nazionale e multidisciplinare a cui possono aderire figure professionali operanti in diversi settori.

Promuove la medicina narrativa in ogni ambito attraverso numerose iniziative formative, informative e pubblicazioni. Ha formato decine di professionisti di diversa professione e curriculum, di diversa provenienza geografica e quindi creato l'*Albo di SIMeN dei "Facilitatori di laboratorio di medicina narrativa"* consultabile sul sito. Una delle visioni di *SIMeN* è quella di ampliare progetti e collaborazioni in Italia anche attraverso l'Albo e i laboratori, per la corretta applicazione degli strumenti, dei metodi e dei vantaggi e risultati attesi. Come da statuto ha promosso la nascita di un *Centro studi* e di *Eunames* prima e, di recente, della *International Society of Narrative Medicine*. Ha realizzato progetti nazionali come *R-Esistere*, una ricerca collaborativa con 33 partners sulle storie in tempo di covid (Preview pubblicata sul sito) o come *Tesi narrative*, borse di studio da assegnare tramite concorso alle migliori tesi sulla medicina narrativa. *SIMeN* collabora in attività di progettazione e formazione con numerose ASL e università. Contribuisce alla realizzazione di nuovi ambiti e strumenti, come nel caso della pubblicazione della dichiarazione di *Buone pratiche sul partogramma e sulla competenza narrativa*, che inserisce per la prima volta la sala parto e la nascita tra i luoghi di elezione della medicina narrativa, https://www.aogoi.it/linee-guida/linee-guida-fondazione-confalonieri-ragonese/.)

Nel 2022 SIMeN ha organizzato il *Primo forum sulla Medicina narrativa in Italia nella pratica clinica, nei percorsi accademici e nella ricerca* e si è costituito un board scientifico con importanti società scientifiche, associazioni e università come *Sant'Anna di Pisa, LICE, UNIAMO, SIFO, SIMG*. Il *Forum* ha raggiunto quasi 500 iscritti ed è stato seguito online costantemente da 300 persone durante tutto il suo svolgimento per un pomeriggio, un record di presenze per un evento online, come in molti lo hanno definito. Molti partecipanti hanno poi mandato un'idea, un contributo, o una proposta di intervento, tanto che è stato realizzato un *Post forum* due mesi dopo. È così che la medicina narrativa ha raggiunto l'interesse di soggetti che non avevano mai ascoltato le possibilità che offre a cittadini, professionisti ed organizzazioni.

Mentre è in uscita l'editoriale *Medicina narrativa in Italia: una revisione della letteratura internazionale* che annuncia la pubblicazione dei risultati della revisione su una rivista scientifica (editoriale e revisione sono a cura di Palla, Polvani, Turchetti) il 2023 è anche l'anno del progetto di ricerca *LIMeNar – Uso e contesti applicativi delle linee di indirizzo per l'utilizzo della medicina narrativa in ambito clinico-assistenziale e associativo*. A distanza di 8 anni dalla pubblicazione delle Linee di indirizzo (2015, ISS, Roma) il Centro Nazionale Malattie Rare dell'Istituto Superiore di Sanità con SIMeN intende sia valutarne l'uso e i contesti applicativi sia ipotizzare aggiornamento del contenuto delle Linee di indirizzo, anche alla luce della trasformazione digitale e promuovere la conoscenza delle *Linee di indirizzo* e di selezionate esperienze e pratiche nell'ambito delle *Reti di riferimento europee (European Reference Networks – ERN) per le malattie rare*.

Si chiama *NAME* anche il progetto che *SIMeN* sta realizzando tra il 2023 e il 2024 con la Regione Piemonte. Il primo in Italia di interesse regionale, sistemico, finalizzato a validare l'efficacia della medicina narrativa e a valutarne l'impatto nella pratica clinica. Si sviluppa attraverso la diretta collaborazione il *Dipartimento delle attività integrate ricerca e innovazione (DAIRI)* in quattro città: Novara, Torino, Alessandria e Cuneo e con 120 professionisti. Sono stati individuati e verificati specifici indicatori come l'integrazione narrativa di un PDTA, l'aderenza alle terapie da parte dei pazienti e la riduzione della conflittualità nei contesti di cura che spesso è legata ad aspetti relazionali, comunicativi e di umanizzazione. Si sviluppa in ogni città attraverso 6 giornate formative, intersecando formazione e ricerca il tutto sotto la guida attenta di una cabina di regia regionale verso la conclusione di un percorso corretto ed efficace che produca non solo vantaggi ma risultati.

Conclusioni

Abbiamo visto nascere e crescere in diverse organizzazioni e aree terapeutiche la medicina narrativa in termini di formazione, ricerca e pratica di cura. Abbiamo lanciato campagne nazionali come *Viverla tutta* ricerca on-line partecipatissima, su storie di malattia e di cura croniche e rare, che ci ha portato alla *Consensus Conference*. Abbiamo imparato strumenti dai paesi anglofoni e creato strumenti narrativi nostri e sulle nostre esigenze, tra cui il *Decalogo per la comunicazione medico paziente che in cardiologia* in maniera statisticamente significativa risulta migliorare il gradimento dei servizi, gli stili di vita dei pazienti e perfino l'aderenza alla terapia. Abbiamo preso in prestito metodi, ad esempio interviste e focus group per scoprire il potere delle storie anche in decisioni organizzative, come in terapia intensiva.

Medicina narrativa è dare il giusto tempo e la appropriata accoglienza nel "diritto fondamentale" alla salute per ogni cittadino. Oltre a contribuire a prevenire disagi e contenziosi, ottimizzare le risorse economiche, dalle esperienze viene il suggerimento che si produca innovazione, che sono molto pratiche e ripetibili, escono dalle logiche del definanziamento della sanità e offrono vantaggio ai pazienti e agli operatori. Certamente anche alle organizzazioni. La medicina narrativa in Italia sta diventando buona pratica di cura e di governance mentre è al servizio della salute di tutti i cittadini.

Curare la persona che vive l'esperienza della malattia e curare la malattia sono due diversi paradigmi che non si escludono l'un l'altro. Come non si escludono l'un l'altra la medicina basata sulle narrazioni e la medicina basata sulle prove di efficacia (EBM). In quanto medicina, scienza che ha per oggetto lo studio delle malattie, la loro cura e la loro prevenzione, sono entrambe, insieme, scienza.

La medicina narrativa appartiene al medico e a tutte le professioni che si occupano delle malattie, loro cura e prevenzione. Fa tesoro delle acquisizioni della EBM mantenendo un punto di vista attento alle persone. Dunque alla storia di ognuno, alle esperienze e nondimeno alle emozioni che sono essenziali alla malattia, alla salute, alla vita.

L'empatia dei volontari del trasporto sanitario e degli operatori del Servizio Sanitario in Toscana: differenze in uno studio cross-sectional

Sergio Ardis[1,2], Niccolò Vagelli[3], Veronica D'Elia[1,2], Giulia Maravalle[4], Matteo Fantozzi[2], Francesca Perugia[3], Lorenzo Nieri[5], Irene Traversi[5], Anna Abbate[2], Michela Maielli[6].

[1]*Kalamazoo Consensus Statement Italia,* [2]*USL Toscana Nordovest,* [3]*Università di Pisa,* [4]*Ospedale G. Mazzini di Teramo,* [5]*Università di Firenze,* [6]*Regione Toscana*

Abstract

L'empatia è un comportamento di fondamentale importanza per il sanitario, mentre poco si sa sugli effetti sui volontari e in particolare sui volontari del trasporto sanitario. Obiettivo di questa ricerca è il confronto dei livelli di empatia dei sanitari e dei volontari toscani. Lo studio è stato condotto utilizzando un disegno cross-sectional (Levin, 2006) realizzato con due survey, la prima per il personale sanitario nel 2021 e la seconda per i volontari del trasporto sanitario nel 2022. Entrambe le survey sono state condotte dall'Osservatorio Nazionale del Benessere Soggettivo del Gruppo Italiano Felicità e Salute Positiva.

Per la valutazione dell'empatia sono state utilizzate il Toronto Empathy Questionnaire (TEQ) e la Balanced Emotional Empathy Scale (BEES) versione italiana. Gli operatori sanitari inclusi nello studio erano 400, mentre i volontari che hanno aderito allo studio erano 242.

Non si sono evidenziate differenze tra volontari e sanitari nei punteggi di empatia misurati con il TEQ, mentre con la BEES i punteggi sono risultati significativamente più alti nei sanitari.

È presumibile che la preparazione professionale dei sanitari e i corsi di comunicazione, che alcuni sanitari seguono volontariamente al di fuori della formazione curriculare, contribuiscono a determinare il risultato ottenuto.

Background

Nel dizionario italiano di medicina narrativa, l'empatia è definita come un *«comportamento generato da una condizione cognitiva che include abilità di pensiero, attitudini emotive e capacità di distinguere nella relazione il proprio Sé dall'altro e che è in grado di produrre effetti positivi su entrambe le parti della relazione»* (Ardis e Marcucci, 2022).

L'empatia è importante per la professione medica e sanitaria in generale. È elemento costituente della comunicazione centrata sul paziente (Hashim, 2017), aumenta i punteggi di soddisfazione dei pazienti e dei caregiver per le cure ricevute (Kim, 2004; Hojat, 2011a; Wang, 2018; Keulen, 2020; Singleton, 2021; Parrish II, 2016), mentre la durata del colloquio clinico non sembra influire sulla soddisfazione dei pazienti (Parrish II, 2016). L'empatia del medico riduce l'ansia e il distress dei pazienti (Fogarty, 1999; van Dulmen, 2004) e migliora gli outcome di salute fisica. In particolare, i medici più empatici hanno ottenuto tempi di guarigione del raffreddore nei loro pazienti significativamente ridotti rispetto ai medici meno empatici (Rakel, 2009; Rakel, 2011). I pazienti con medici più empatici hanno ottenuto un miglior controllo dei parametri ematici nel diabete e minori complicanze correlate con la malattia (Hojat, 2011b, Del Canale, 2012). Anche i pazienti con emicrania hanno presentato outcome correlati con l'empatia dei medici (Attar, 2012).

L'aderenza ai trattamenti è influenzata positivamente dalla comunicazione fra medico e paziente (Tavakoly Sany, 2020). I medici che comunicano meglio con i loro pazienti ipertesi ottengono livelli di aderenza migliori (19% in un'ampia metanalisi) e i medici che si formano per comunicare meglio possono aumentare l'aderenza dei loro pazienti (12%) (Zolnierek, 2009). La scarsa comunicazione tra medico e paziente viene chiamata in causa anche nella bassa aderenza dei pazienti asmatici al trattamento (Amin, 2020). Mentre nel caso della dermatite atopica, che ha un'aderenza ai trattamenti topici peggiore rispetto a qualsiasi altro trattamento per qualunque patologia, il miglioramento della comunicazione e della relazione tra dermatologo e paziente è stato individuato come un importante strumento per prevenire la non-aderenza (Fortson, 2017). L'empatia è stata chiamata in causa come elemento costituente la comunicazione centrata sulla persona per aumentare l'aderenza ai trattamenti (Peláez, 2015). L'empatia è risultata correlata con la compliance in uno studio condotto su 550 pazienti ambulatoriali coreani (Kim, 2004). Anche l'aderenza dei pazienti con emicrania è risultata correlata all'empatia del medico (Attar, 2012).

Una parte della conflittualità in sanità è legata a problemi di comunicazione e relazione dei sanitari con i pazienti. Già nel 1994 (Beckman) uno studio ha evidenziato che gli attori (coloro che agiscono in giudizio) che avevano citato i medici, nel 71% delle cause avevano raccontato episodi di cattiva comunicazione e relazione. I punteggi ottenuti all'esame delle abilità cliniche del *United States Medical Licensing Examination* hanno mostrato come i punteggi ottenuti nelle abilità di comunicazione siano risultati inversamente correlati al numero di reclami per anno ricevuti dai medici (Tamblyn, 2007). Anche il numero di errori è risultato inversamente correlato ai livelli di empatia in uno studio longitudinale che ha coinvolto medici specializzandi (West, 2006). L'empatia si è dimostrata diminuire i pensieri conflittuali dei pazienti verso i medici oltre ad aumentare la soddisfazione e a far aumentare la propensione a scegliere il medico come proprio curante (Smith, 2016).

Un numero crescente di evidenze riporta un'associazione negativa fra burnout ed empatia la cui natura è complessa (Wilkinson, 2017). Alcune evidenze concludono che l'empatia sia un fattore protettivo per il burnout (Williams, 2017), mentre un recente studio osservazionale di tipo longitudinale condotto sugli specializzandi ha evidenziato come l'aumento del burnout preceda il declino dell'empatia (Crump, 2022) e di conseguenza interventi di prevenzione del burnout potrebbero prevenire il declino dell'empatia in questa popolazione. Data questa associazione, alcuni autori ipotizzano un possibile aumento dell'empatia mettendo in atto strategie che riducono il burnout. Alla luce del possibile ruolo dell'empatia come fattore protettivo rispetto al burnout è stato prospettato il potenziale beneficio di training formativi per sviluppare l'empatia come elemento di prevenzione del burnout (Thirioux, 2016). In un'ottica di salute positiva (Seligman, 2008) le azioni atte a migliorare l'empatia dei sanitari sembrano avere delle ricadute positive anche sul benessere dei sanitari (Kelm, 2014).

L'empatia non è geneticamente determinata (Heyes, 2018) ed è soggetta a modifiche nell'arco della vita. Le donne, negli studi sui sanitari, risultano quasi costantemente più empatiche degli uomini (vedi per esempio Archer, 2019; Khademalhos-seini, 2014; Shashikumar, 2014; Chen, 2007; Igde, 2017; Maga-lhães, 2017; Newton, 2008; Williams, 2015; Imran, 2013).

La variazione più studiata riguarda la perdita di empatia che si verifica al terzo anno di medicina o delle altre professioni sanitarie (Khademalhosseini, 2014; Shashikumar, 2014; Chen, 2007; Igde, 2017; Newton, 2008; Williams, 2015; Ozcan, 2010) evidenziata nel mondo incluso in Italia (Ferri, 2017, Scipioni, 2019).

Le modificazioni dell'empatia nel corso della vita, sia nel percorso curriculare, sia dovute a situazioni di sofferenza come il burnout, impongono azioni per aumentare i livelli di empatia e ulteriori studi di efficacia per stabilire le modalità educative che consentono i risultati migliori (Kelm, 2014). Nella formazione accademica degli studenti durante il corso di laurea in medicina e durante la specializzazione, la comunica-zione e la relazione sono scarsamente presenti nei programmi di formazione. L'apprendimento della comunicazione tra sani-tario e paziente per modeling in Italia è la regola (i giovani sanitari imparano imitando i più vecchi). Questo tipo di apprendimento prosegue anche nella formazione continua del medico e degli altri sanitari, in quanto non è prevista una quota di formazione riservata alla comunicazione e relazione tra sanitario e paziente. Il problema è che i medici che fungono da modelli a loro volta non hanno ricevuto forma-zione sull'argomento e come evidenziato in letteratura (Bakke, 2017; Jochemsen-van der Leeuw, 2013) talvolta questi modelli, in specie più giovani, sono assolutamente inconsapevoli del loro ruolo di modeling (Sternszus, 2016). I metodi per aumen-tare l'empatia dei sanitari sono vari e fra questi possiamo citare la medicina narrativa, le esperienze di lettura riflessiva, l'uso di esperienze teatrali nella formazione, i corsi che formano sulle basi neuro-biologiche della fenomenologia empatica, l'appren-dimento esperienziale mediante ricovero fittizio dei medici, ma il metodo più studiato, e quindi del quale disponiamo di maggiori evidenze, rimane l'utilizzo di corsi di formazione miranti a migliorare la comunicazione tra sanitario e paziente (Stepien, 2006). Varie revisioni di letteratura con meta-analisi dimostrano l'efficacia dei corsi di comunicazione nell'aumentare i punteggi di empatia dei sanitari (Gilligan, 2021; Teding van Berkhout, 2016; Fragkos, 2020; Paulus, 2022). In particolar modo queste review evidenziano la maggiore efficacia di alcune metodologie didattiche. I training che si basano su modelli cognitivo-comportamentali risultano più efficaci. Dare feedback individuali migliora i risultati della formazione rispetto ai feedback collettivi.

L'empatia risulta scarsamente studiata nelle persone che prestano servizi volontari con il malato e non siamo a conoscenza di studi che hanno interessato il trasporto sanitario, un particolare tipo di volontariato molto sviluppato in alcune regioni italiane come la Toscana.

Mentre il ruolo dell'empatia e le sue misurazioni sono abbastanza presenti nella letteratura scientifica relativa ai lavoratori della sanità, abbiamo reperito pochi studi relativi all'empatia dei volontari che operano in ambito sanitario come gli addetti ai trasporti sanitari. Obiettivo di questo studio è il confronto dei punteggi di empatia dei sanitari con i volontari del trasporto sanitario.

Metodo

Per raggiungere l'obiettivo dello studio è stato utilizzato un disegno cross-sectional (Levin, 2006) realizzato con due survey, la prima per il personale sanitario nel 2021 e la seconda per i volontari del trasporto sanitario nel 2022. Entrambe le survey sono state condotte dall'*Osservatorio Nazionale del Benessere Soggettivo* del *Gruppo Italiano Felicità e Salute Positiva*.

Il personale sanitario è stato reclutato tramite mailing utilizzando gli indirizzari personali del gruppo di studio e i social media, invitando all'inoltro ad altri sanitari per ottenere l'effetto snowball. I volontari sono stati reclutati richiedendo ai rappresentanti legali delle associazioni di volontariato toscane di invitare a partecipare allo studio gli iscritti all'associazione da loro presieduta.

Sia ai sanitari che ai volontari è stato chiesto di indicare la regione di residenza e nello studio non sono stati inclusi i record che indicavano regioni diverse dalla Toscana.

Il questionario indagava il sesso di appartenenza e l'anno di nascita dal quale è stata ricavata l'età. Ai sanitari è stata richiesta anche la qualifica.

Per la valutazione dell'empatia sono state utilizzate il Toronto Empathy Questionnaire (TEQ) e la Balanced Emotional Empathy Scale (BEES) versione italiana. Il TEQ (Spreng, 2009), tradotto e validato in italiano (Chiorri, 2016), è una scala costituita da 16 item con risposte su scala Likert da 1 a 5, di cui 8 risposte dirette e 8 inverse. Il punteggio complessivo della scala è ottenuto sommando i punteggi diretti ai punteggi inversi dopo aver invertito la scala e varia da un minimo di 16 ad un massimo di 80 punti. La BEES (Mehrabian, 1996), tradotta e validata in italiano (Meneghini, 2006) è composta da 30 item, di cui 15 diretti e 15 inversi, con risposte su scala Likert da 0 a 7 punti. Il punteggio complessivo della scala è ottenuto sommando i punteggi diretti ai punteggi inversi dopo aver invertito la scala e varia da un minino di 0 ad un massimo di 210 punti.

La survey è stata strutturata in modo anonimo, i partecipanti sono stati informati sullo scopo della raccolta dati e hanno aderito liberamente. Prima di inviare il questionario sono stati avvisati da un testo che l'invio del questionario corrispondeva al consenso alla partecipazione all'indagine.

Le statistiche sono state elaborate con Minitab®. Per i confronti fra medie è stato utilizzato il t-test, per le correlazioni il coefficiente di Pearson. I risultati sono considerati significativi per $p \leq 0,05$.

Risultati

Gli operatori sanitari inclusi nello studio erano 400 (201 infermieri, 81 medici, 47 farmacisti, 41 oss/ota e il rimanente rappresentati da altre categorie), mentre i volontari che hanno aderito allo studio erano 242. L'età media dei sanitari era 45,5 DS 13,4 anni, mentre quella dei volontari è risultata 42,0 DS 16,1 anni (p=0,004). Nel gruppo dei sanitari 309 erano femmine e 91 maschi. L'età media dei due gruppi era significativamente diversa con 44,7 DS 15,2 per le femmine e 48,8 DS 12,7 anni per i maschi (p=0.019). Il gruppo dei volontari contava 124 femmine e 118 maschi con una età media 36,8 DS 13,8 per le femmine e 47,5 DS 16,5 anni per i maschi (p=0,000). Nel gruppo dei sanitari 312 erano laureati e 88 non laureati. I primi avevano un'età media 43,9 DS 14,2 mentre i non laureati avevano in media 51,80 DS 7,74 anni (p=0,000). Nel gruppo dei volontari i laureati erano 63 e i non laureati erano 179 senza differenze significative di età (41,8 DS 15,4 per i laureati e 42,1 DS 16,3 anni per gli altri; p=0,890).

I punteggi di empatia sono riassunti nella seguente tabella.

Scala	Sanitari	Volontari	p
TEQ	65,46 DS 6,65	64,76 DS 6,74	0,205
BEES	125 DS 21,0	111,7 DS 15,3	0,000

In tabella i punteggi di empatia ottenuti dai due gruppi con le due scale e il risultato del confronto fra le medie mediante t-test.

Nello studio sono emerse differenze di genere per i punteggi di empatia. Il punteggio al TEQ ottenuto dai sanitari maschi era 63,36 DS 6,57 e per le femmine 66,07 DS 6,56 (p=0,001) e il punteggio ottenuto dai volontari maschi era 61,81 DS 6,93 mentre quello delle femmine era 66,63 DS 6,01 (p=0,000). Il punteggio con la BEES per i sanitari maschi è risultato 112,8 DS 21,4 e per le femmine 129,8 DS 19,3 (p=0,000), mentre per quanto riguarda i punteggi ottenuti da volontari erano 105,8 DS 14,3 nei maschi e 117,3 DS 14,2 nelle femmine (p=0,000).

Per l'analisi dei possibili confondenti, dividendo il campione per sesso e confrontando le medie di volontari e sanitari non ci sono differenze statisticamente significative fra sanitari e volontari maschi né fra sanitarie e volontarie femmine per i punteggi al TEQ. Al BEES le sanitarie hanno ottenuto una media di 129,8 DS 19,3 mentre le volontarie hanno ottenuto 117,3 DS 14,2 (p=0,000), mentre per i sanitari maschi il punteggio medio ottenuto è stato 112,8 DS 21,4 e 105,8 DS 14,3 per i volontari maschi (p=0,000). I risultati riflettono quanto osservato per l'intero campione.

Non sono state evidenziate differenze significative nel campione diviso fra laureati e non laureati né nel gruppo dei sanitari né nel gruppo dei volontari per entrambe le scale.

L'analisi delle correlazioni non ha mostrato coefficienti di correlazione significativi tra età e punteggi ottenuti alle due scale, escludendo l'età quale fattore confondente nello studio.

Nei grafici 1 e 2 è riportata la sintesi dei risultati per le due scale e per sesso.

Discussione

Nello studio l'empatia misurata con la BEES ha evidenziato livelli significativamente più alti nei sanitari della Toscana rispetto ai volontari delle associazioni di trasporto sanitario. Con la TEQ il dato tendenziale simile non raggiunge livelli di significatività statistica. Le differenze di genere rilevate dallo studio sono in accordo con la letteratura nota per i sanitari.

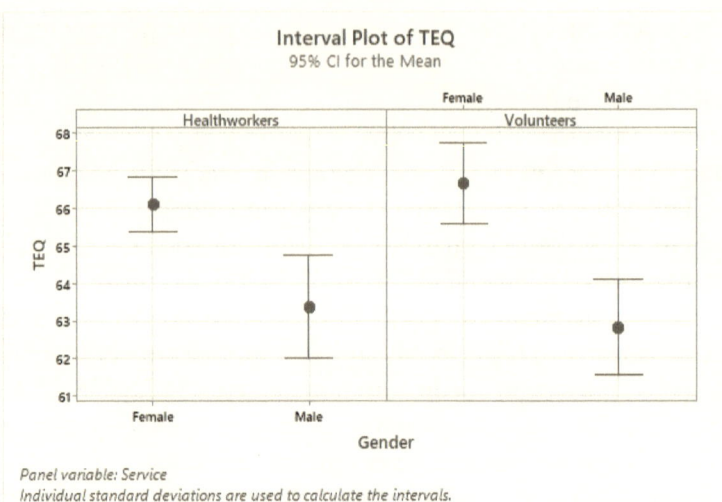

Grafico 1. Nel grafico sono riportati i livelli medi e l'intervallo di confidenza al 95% dei punteggi di empatia misurati con il TEQ dei due gruppi, sanitari e volontari, divisi per genere.

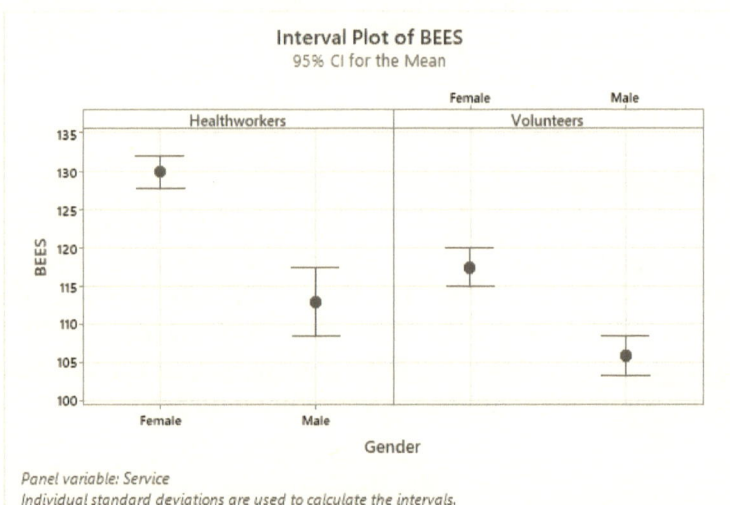

Grafico 2. Nel grafico sono riportati i livelli medi e l'intervallo di confidenza al 95% dei punteggi di empatia, misurati con la BEES, dei due gruppi, sanitari e volontari, divisi per genere.

Il presente studio ha i limiti tipici degli studi cross-sectional e di per sé non permette di fare ipotesi di causalità, tuttavia con cautela è possibile considerare alcune ipotesi. Il presumibile più alto livello di motivazione di chi svolge un servizio volontario rispetto a chi lavora nello stesso ambito avrebbe potuto giustificare livelli di empatia pari o più alti nei volontari se l'empatia dipendesse solo o in gran parte dalla motivazione.

La preparazione professionale dei sanitari che include, anche se non in modo sistematico, strumenti formativi sulla comunicazione e sulla relazione con il paziente e, talvolta specifici, sull'empatia, potrebbe spiegare il risultato ottenuto. Tuttavia, nello studio non si evidenziano differenze dovute ai livelli di istruzione nei due gruppi, quindi l'empatia più alta nei sanitari non sarebbe legata tanto al titolo di studio, quanto alle competenze professionali acquisite per il "lifelong learning" che in questo ambito, in Italia più che all'estero, è legata anche ad apprendimento per "modeling". Uno studio più approfondito, che includa la valutazione della motivazione, potrebbe meglio chiarire le cause dei presenti risultati.

Nel presente studio le femmine hanno livelli di empatia più alti sia nel gruppo dei sanitari che nel gruppo dei volontari rilevati significativamente per entrambe le scale.

Lo studio apporta conoscenza ad un ambito specifico della cura del paziente: il trasporto sanitario. Alla luce dei risultati lo studio potrebbe avere ricadute pratiche sulla formazione e sugli standard qualitativi richiesti ai volontari del trasporto sanitario. In particolare, training formativi mirati ad incrementare l'empatia dei volontari potrebbero contribuire a colmare il divario che esiste fra questi e i sanitari.

Le differenze di genere ampiamente rilevate nei livelli di empatia dei sanitari e in questo studio anche nei volontari, dovrebbero aprire una discussione fra i docenti per valutare la possibilità di una formazione differenziata fra maschi e femmine per colmare il divario esistente fra i due sessi ed offrire al paziente una relazione empaticamente connotata sia dalle operatrici che dagli operatori.

Conclusioni

Lo studio ha mostrato livelli di empatia più alti nei sanitari rispetto ai volontari del trasporto sanitaro e nelle femmine rispetto ai maschi. I livelli di empatia più alti nei sanitari potrebbero essere determinati dall'acquisizione di competenze relazionali. Training mirati potrebbero migliorare i livelli di empatia dei volontari e favorire la relazione con i pazienti assistiti.

Bibliografia

Amin, S., Soliman, M., McIvor, A., Cave, A., & Cabrera, C. (2020). Understanding patient perspectives on medication adherence in asthma: a targeted review of qualitative studies. Patient preference and adherence, 14, 541.

Archer, E., & Turner, R. (2019). Measuring empathy in a group of South African undergraduate medical students using the student version of the Jefferson Scale of Empathy. African journal of primary health care & family medicine, 11(1).

Ardis, S, Marcucci, M. (2022). Empatia. In Marinelli, M. (a cura di) Dizionario di medicina narrativa. Morcellania ed. 60-68

Attar, H. S., & Chandramani, S. (2012). Impact of physician empathy on migraine disability and migraineur compliance. Annals of Indian Academy of Neurology, 15(Suppl 1), S89.

Bakke, K. E., Miranda, S. P., Castillo-Angeles, M., Cauley, C. E., Lilley, E. J., Bernacki, R., ... & Cooper, Z. (2017). Training Surgeons and Anesthesiologists to Facilitate End-of-Life

Conversations With Patients and Families: A Systematic Review of Existing Educational Models. Journal of Surgical Education. 1-20

Beckman, H. B., Markakis, K. M., Suchman, A. L., & Frankel, R. M. (1994). The doctor-patient relationship and malpractice: lessons from plaintiff depositions. Archives of internal medicine, 154(12), 1365-1370.

Chen, D., Lew, R., Hershman, W., & Orlander, J. (2007). A cross-sectional measurement of medical student empathy. Journal of general internal medicine, 22(10), 1434-1438.

Chiorri, C. Competing Factor Structures for the Toronto Empathy Questionnaire. Psychol. Neurobiol. Empathy 2016, 399–432.

Crump, W., Ziegler, C., & Fricker, S. (2022). Empathy and Burnout During Residency: Which Changes First?. Family Medicine, 54(8), 640-643.

Del Canale, S., Louis, D. Z., Maio, V., Wang, X., Rossi, G., Hojat, M., & Gonnella, J. S. (2012). The relationship between physician empathy and disease complications: an empirical study of primary care physicians and their diabetic patients in Parma, Italy. Academic medicine, 87(9), 1243-1249.

Ferri, P., Rovesti, S., Panzera, N., Marcheselli, L., Bari, A., & Di Lorenzo, R. (2017). Empathic attitudes among nursing students: a preliminary study. Acta Bio Medica Atenei Parmensis, 88(3-S), 22-30.

Fogarty, L. A., Curbow, B. A., Wingard, J. R., McDonnell, K., & Somerfield, M. R. (1999). Can 40 seconds of compassion reduce patient anxiety?. Journal of Clinical Oncology, 17(1), 371-371.

Fortson, E. (2017). Management of Atopic Dermatitis. Springer. 156

Fragkos, K. C., & Crampton, P. E. (2020). The effectiveness of teaching clinical empathy to medical students: a systematic review and meta-analysis of randomized controlled trials. Academic Medicine, 95(6), 947-957.

Gilligan, C., Powell, M., Lynagh, M. C., Ward, B. M., Lonsdale, C., Harvey, P., ... & Silverman, J. (2021). Interventions for improving medical students' interpersonal communication in medical consultations. Cochrane Database of Systematic Reviews, (2).

Hashim, M. J. (2017). Patient-centered communication: basic skills. American family physician, 95(1), 29-34.

Heyes, C. (2018). Empathy is not in our genes. Neuroscience & Biobehavioral Reviews, 95, 499-507.

Hojat, M., Louis, D. Z., Markham, F. W., Wender, R., Rabinowitz, C., & Gonnella, J. S. (2011b). Physicians' empathy and clinical outcomes for diabetic patients. Academic Medicine, 86(3), 359-364.

Hojat, M., Louis, D. Z., Maxwell, K., Markham, F. W., Wender, R. C., & Gonnella, J. S. (2011a). A brief instrument to measure patients' overall satisfaction with primary care physicians. Family Medicine-Kansas City, 43(6), 412.

Igde, F. A., & Sahin, M. K. (2017). Changes in empathy during medical education: An example from Turkey. Pakistan journal of medical sciences, 33(5), 1177.

Imran, N., Aftab, M. A., Haider, I. I., & Farhat, A. (2013). Educating tomorrow's doctors: A cross sectional survey of emotional intelligence and empathy in medical students of Lahore. Pakistan journal of medical sciences, 29(3), 710.

Jochemsen-van der Leeuw, H. R., van Dijk, N., van Etten-Jamaludin, F. S., & Wieringa-de Waard, M. (2013). The attributes of the clinical trainer as a role model: a systematic review. Academic Medicine, 88(1), 26-34.

Kelm, Z., Womer, J., Walter, J. K., & Feudtner, C. (2014). Interventions to cultivate physician empathy: a systematic review. BMC medical education, 14(1), 1-11.

Keulen, M. H. F., Teunis, T., Kortlever, J. T. P., Vagner, G. A., Ring, D., & Reichel, L. M. (2020). Measurement of perceived physician empathy in orthopedic patients. Journal of patient experience, 7(4), 600-606.

Khademalhosseini, M., Khademalhosseini, Z., &Mahmoo-dian, F. (2014). Comparison of empathy scoreamong medical students in both basic and clinical levels.Journal of Advances in Medical Education & Professiona-lism, 2(2), 88.

Kim, S.S., Kaplowitz, S., & Johnston, M. V. (2004). The effects of physician empathy on patient satisfaction and compliance. Evaluation & the health professions, 27(3), 237-251.

Levin, K. A. (2006). Study design III: Cross-sectional studies. Evidence-based dentistry, 7(1), 24-25.

Magalhães, E., Salgueira, A. P., Costa, P., & Costa, M. J. (2011). Empathy in senior year and first year medical students: a cross-sectional study. BMC Medical education, 11(1), 52.

Mehrabian, A. (1996). Manual for the Balanced Emotional Empathy Scale (BEES). Available from Albert Mehrabian.

Meneghini A.M, Sartori R, Cunico L. (2006). Adattamento e validazione su campione italiano della Balanced Emotional Empathy Scale di A. Mehrabian. [Adaptation and validation on an Italian sample of the Balanced Emotional Empathy Scale by A. Mehrabian] Ric Psicol.

Newton, B. W., Barber, L., Clardy, J., Cleveland, E., & O'Sullivan, P. (2008). Is there hardening of the heart during medical school?. Academic Medicine, 83(3), 244-249.

Ozcan, C. T., Oflaz, F., & Sutcu Cicek, H. (2010). Empathy: the effects of undergraduate nursing education in Turkey. International Nursing Review, 57(4), 493-499.

Parrish II, R. C., Menendez, M. E., Mudgal, C. S., Jupiter, J. B., Chen, N. C., & Ring, D. (2016). Patient satisfaction and its relation to perceived visit duration with a hand surgeon. The Journal of hand surgery, 41(2), 257-262.

Paulus, C. M., & Meinken, S. (2022). The effectiveness of empathy training in health care: a meta-analysis of training content and methods. International journal of medical education, 13, 1.

Peláez, S., Lamontagne, A. J., Collin, J., Gauthier, A., Grad, R. M., Blais, L., ... & Ducharme, F. M. (2015). Patients' perspective of barriers and facilitators to taking long-term controller medication for asthma: a novel taxonomy. BMC pulmonary medicine, 15(1), 1-11.

Rakel, D. P., Hoeft, T. J., Barrett, B. P., Chewning, B. A., Craig, B. M., & Niu, M. (2009). Practitioner empathy and the duration of the common cold. Family medicine, 41(7), 494.

Rakel, D., Barrett, B., Zhang, Z., Hoeft, T., Chewning, B., Marchand, L., & Scheder, J. (2011). Perception of empathy in the therapeutic encounter: effects on the common cold. Patient education and counseling, 85(3), 390-397.

Scipioni, L, Marcucci, M, Bocci, G, Manni, A, Luchini, M, Maielli, M, Guidi, G, Pacitti, M, Ardis, S. (2019). Il declino dell'empatia al terzo anno del corso di laurea: studio cross-sectional sugli studenti di infermieristica dell'Università di Pisa. In Guidi, G, Caponetto, S, Ardis, S. (a cura di) La resilienza nella promozione della salute. Atti del VII Meeting nazionale SIPS. Ed. Aonia.

Seligman, M. E. (2008). Positive health. Applied psychology, 57, 3-18.

Shashikumar, R., Chaudhary, R., Ryali, V. S. S. R., Bhat, P. S., Srivastava, K., Prakash, J., & Basannar, D. (2014). Cross sectional assessment of empathy among undergraduates from a medical college. medical journal armed forces india, 70(2), 179-185.

Singleton, I. M., Garfinkel, R. J., Malone, J. B., M'hamed, H. T., & Belthur, M. V. (2021). Determinants of caregiver satisfaction in pediatric orthopedics. Journal of Pediatric Orthopaedics B, 30(4), 393-398.

Smith, D. D., Kellar, J., Walters, E. L., Reibling, E. T., Phan, T., & Green, S. M. (2016). Does emergency physician empathy reduce thoughts of litigation? A randomised trial. Emergency Medicine Journal, 33(8), 548-552.

Spreng, R. N., McKinnon, M. C., Mar, R. A., & Levine, B. (2009). The Toronto Empathy Quesionnaire: Scale development and initial validation of a factor-analytic solution to multiple empathy measures. Journal of Personality Assessment, 91(1), 62-71.

Stepien, K. A., & Baernstein, A. (2006). Educating for empathy. Journal of general internal medicine, 21(5), 524-530.

Sternszus, R., Macdonald, M. E., & Steinert, Y. (2016). Resident role modeling:"it just happens". Academic Medicine, 91(3), 427-432.

Tamblyn, R., Abrahamowicz, M., Dauphinee, D., Wenghofer, E., Jacques, A., Klass, D., ... & Hanley, J. A. (2007). Physician scores on a national clinical skills examination as predictors of complaints to medical regulatory authorities. Jama, 298(9), 993-1001.

Tavakoly Sany, S. B., Behzhad, F., Ferns, G., & Peyman, N. (2020). Communication skills training for physicians improves health literacy and medical outcomes among patients with hypertension: a randomized controlled trial. BMC health services research, 20(1), 1-10.

Teding van Berkhout, E., & Malouff, J. M. (2016). The efficacy of empathy training: A meta-analysis of randomized controlled trials. Journal of counseling psychology, 63(1), 32.

Thirioux, B., Birault, F., & Jaafari, N. (2016). Empathy is a protective factor of burnout in physicians: new neuro-phenomenological hypotheses regarding empathy and sympathy in care relationship. Frontiers in psychology, 7, 763.

van Dulmen, S., & van den Brink-Muinen, A. (2004). Patients' preferences and experiences in handling emotions: a study on communication sequences in primary care medical visits. Patient education and counseling. 55(1), 149–152

Wang, H., Kline, J. A., Jackson, B. E., Laureano-Phillips, J., Robinson, R. D., Cowden, C. D., ... & Zenarosa, N. R. (2018). Association between emergency physician self-reported empathy and patient satisfaction. PloS one, 13(9), e0204113.

West, C. P., Huschka, M. M., Novotny, P. J., Sloan, J. A., Kolars, J. C., Habermann, T. M., & Shanafelt, T. D. (2006). Association of perceived medical errors with resident distress and empathy: a prospective longitudinal study. Jama, 296(9), 1071-1078.

Wilkinson, H., Whittington, R., Perry, L., & Eames, C. (2017). Examining the relationship between burnout and empathy in healthcare professionals: A systematic review. Burnout research, 6, 18-29.

Williams, B., Sadasivan, S., & Kadirvelu, A. (2015). Malaysian Medical Students' self-reported Empathy: A cross-sectional Comparative Study. The Medical journal of Malaysia, 70(2), 76-80.

Williams, B., Sadasivan, S., & Kadirvelu, A. (2015). Malaysian Medical Students' self-reported Empathy: A cross-sectional Comparative Study. The Medical journal of Malaysia, 70(2), 76-80.

Zolnierek, K. B. H., & DiMatteo, M. R. (2009). Physician communication and patient adherence to treatment: a meta-analysis. Medical care, 47(8), 826.

Apprendimento dell'empatia mediante un training basato sul Kalamazoo Consensus Statement nella formazione a distanza orientata al colloquio clinico in presenza e in telemedicina. Trial randomizzato controllato

Sergio Ardis[1,2], Tommaso Bellandi[1], Francesco Niccolai[1], Dario Nieri[2,3], Valentina Ungaretti[2,4], Irene Cavasini[1,2], Alessandra Mazzoni[1,2], Stefano Maiorano[1,2], Giovan Battista Previti[1,2], Luca Di Paolo[1,2], Veronica D'Elia[1,2], Monica Torre[1,2], Licia Matteucci[1,2], Carlo Mazzatenta[1,2], Guido Miccinesi[2,5], Moreno Marcucci[1,2], Michela Maielli[6]
[1] Azienda USL Toscana Nordovest, [2] Kalamazoo Consensus Statement Italia, [3] Azienda Ospedaliera Universitaria Pisana, [4] Odontoiatra libero professionista, [5] Istituto per lo studio, la prevenzione e la rete oncologica, [6] Regione Toscana
sergio.ardis@med.unipi.it

Abstract

L'obiettivo dello studio era la valutazione dell'effetto sui livelli di empatia del corso di comunicazione basato sul Kalamazoo Consensus Statement per la visita e la televisita erogato in formazione a distanza ai medici neoassunti nella ASL Toscana Nordovest.

Il disegno sperimentale scelto è stato il trial controllato randomizzato. La popolazione studiata era rappresentata dai medici neoassunti di età compresa tra 31 e 42 anni. Per la misurazione dell'empatia sono state utilizzati il Toronto Empathy Questionnaire (TEQ) e la Balanced Emotional Empathy Scale (BEES). Il gruppo di medici che ha ricevuto il training è risultato costituito da 72 medici mentre il gruppo di controllo contava 57 medici.

I risultati dello studio hanno mostrato un aumento di empatia nei soggetti che hanno fatto il corso, mentre non hanno mostrato aumento nel gruppo di controllo. Lo studio ha evidenziato differenze di genere in linea con la letteratura disponibile.

Background

L'empatia è un costrutto multidimensionale (Eklund, 2021) che, pur mancando un accordo internazionale sulla sua definizione, è ritenuto fondamentale in ambito sanitario (Darksen, 2013). Nel dizionario italiano di medicina narrativa è definita come *un comportamento generato da una condizione cognitiva che include abilità di pensiero, attitudini emotive e capacità di distinguere nella relazione il proprio Sé dall'altro e che è in grado di produrre effetti positivi su entrambe le parti della relazione* (Ardis, 2022a).

L'empatia è importante per la professione medica e sanitaria in generale. È elemento costituente della comunicazione centrata sul paziente (Hashim, 2017), aumenta i punteggi di soddisfazione dei pazienti e dei caregiver (Kim, 2004; Hojat, 2011b; Wang, 2018; Keulen, 2020; Singleton, 2021; Parrish II, 2016), riduce l'ansia e distress dei pazienti (Fogarty, 1999; van

Dulmen, 2004) e migliora gli outcome di salute fisica (Rakel, 2009; Rakel, 2011; Hojat, 2011a; Del Canale, 2012; Attar, 2012). L'aderenza ai trattamenti è influenzata positivamente dalla comunicazione fra medico e paziente (Tavakoly Sany, 2020; Zolnierek, 2009; Amin, 2020; Fortson, 2017; Peláez, 2015; Kim, 2004; Attar, 2012). L'empatia e la buona comunicazione del medico possono ridurre la conflittualità (Beckman, 1994; Tamblyn, 2007; West, 2006; Smith, 2016). L'empatia sembra esercitare un'azione protettiva nei confronti del burnout (Wilkinson, 2017).

Le donne, negli studi sui sanitari, risultano quasi costantemente più empatiche degli uomini (vedi per esempio Archer, 2019; Khademalhosseini, 2014; Shashikumar, 2014; Chen, 2007; Igde, 2017; Magalhães, 2017; Newton, 2008; Williams, 2015; Imran, 2013).

L'empatia non è geneticamente determinata (Heyes, 2018) ed è soggetta a modifiche nell'arco della vita.

Varie revisioni di letteratura dimostrano l'efficacia dei corsi di comunicazione nell'aumentare i punteggi di empatia dei sanitari (Gilligan, 2021; Teding van Berkhout, 2016; Fragkos, 2020; Paulus, 2022). In particolar modo queste review evidenziano la maggiore efficacia di alcune metodologie didattiche. I training che si basano su modelli cognitivo-comportamentali risultano più efficaci. Dare feedback individuali migliora i risultati della formazione rispetto ai feedback collettivi.

Il Kalamazoo Consensus Statement (KCS) (Makoul, 2001) è il risultato di una consensus conference che si è tenuta sul lago Michigan nel maggio 1999 e che ha visto impegnati 21 fra i massimi esperti del Nord America nell'insegnamento della comunicazione in medicina. Il KCS individua 7 elementi essenziali della comunicazione e stabilisce che l'insegnamento avvenga per compiti. Gli elementi essenziali sono stati declinati con l'obiettivo di permettere una comunicazione efficace in vari contesti clinici. I compiti mirano alla comunicazione centrata sulla persona. Il modello è stato utilizzato per creare strumenti di formazione o checklist di valutazione in vari ambiti. Fra questi ricordiamo gli studenti di medicina (Rider, 2006; Meraj, 2022; Dong, 2015; Agago,2021; Baribeau, 2012), gli specializzandi (Wong, 2009; Peterson, 2012; Razack, 2007; DeBenedectis, 2017), i medici (Peterson, 2012), l'ambito pediatrico (Rider, 2011; Lee, 2022), gli odontoiatri (White, 2008), i radiologi e specializzandi in radiologia (Brown, 2016; Lown, 2008; Goske, 2004), la comunicazione di arresto cardiaco in ambito pediatrico (Calhoun, 2017), gli studenti infermieri (Salari, 2021), il dipartimento di emergenza (Matthews, 2022), la comunicazione di fine vita (Lippe, 2020), la comunicazione con i decisori surrogati (Meltzer, 2017). Il KCS è stato utilizzato anche per la formazione multidisciplinare in uno studio che includeva, medici, infermieri e un cappellano (Peterson, 2012). In uno studio sulla comunicazione delle consulenze specialistiche il KCS è stato usato al letto del paziente (Apker, 2018).

Due anni di lavoro durante la pandemia potrebbero aver affievolito l'empatia dei sanitari e, oggi più che mai, è importante insegnarla o re-insegnarla utilizzando una metodologia educativa evidence-based (Riess, 2022). L'uso della teleformazione e della televisita associati impongono nuovi tipi di valutazione. Obiettivo del nostro studio è valutare l'impatto della formazione in teleconferenza sui punteggi di empatia dei partecipanti a un corso con simulazioni di televisita.

Metodo

Per raggiungere l'obiettivo è stato utilizzato uno studio controllato randomizzato.

La popolazione dello studio era costituita dai medici assunti a tempo indeterminato o determinato negli ultimi due anni (dal 1 giugno 2019 al 22 marzo 2021). Sono stati esclusi i medici nati prima del 1979. L'intervallo di età dei medici del campione incluso nello studio era compreso in un range tra 31 e 42 anni. Trattandosi di una fascia di età ristretta non è stato necessario stratificare il campione per età ai fini della randomizzazione. Il campione è stato diviso per sesso e quindi si è proceduto ad attribuire i medici al gruppo "trained" e al gruppo "control" utilizzando un'applicazione online che ha generato una lista di numeri random. I possibili partecipanti allo studio sono stati divisi in due gruppi nei quali è avvenuto il reclutamento.

Il training prevedeva la partecipazione al corso di base sul KCS nella *ASL Toscana Nordovest* con 12 ore di formazione d'aula erogate online con letture frontali, videosessioni e dibattiti in sessioni di 4 ore a distanza di una settimana.

Il corso di base è erogato da alcuni anni al personale sanitario in sessioni adattate al tipo di personale reclutato (medici, infermieri, tecnici sanitari di radiologia medica, psicologi). Durante il corso vengono presentati i sette elementi essenziali della comunicazione del KCS che tendono a favorire la comunicazione centrata sul paziente (costruire la relazione, aprire il colloquio, raccogliere le informazioni, comprendere il punto di vista del paziente, condividere le informazioni, raggiungere un accordo sui piani di azione, chiudere il colloquio). Ogni elemento essenziale prevede 4 o 5 compiti. Obiettivo di tutti gli elementi essenziali è centrare la comunicazione sul paziente. Nel corso di formazione, dopo la presentazione dei partecipanti, in un brainstorming vengono raccolti i motivi per cui può essere utile comunicare bene. Quindi vengono presentate le evidenze sui vantaggi della buona comunicazione. Un successivo brainstorming ha l'obiettivo di focalizzare le difficoltà che esistono nella comunicazione tra sanitario e paziente. Ai discenti viene presentato un modello che riassume le difficoltà raccolte in analoghi brainstorming realizzati in corsi precedenti. Quindi, si presenta ai partecipanti il modello di comunicazione basato sul KCS e le evidenze di efficacia dei corsi di comunicazione che prevedono roleplay e feedback individuali (Gilligan, 2021) e si illustra la Kalamazoo Essential Elements Communication Checklist Adapted

(KEECCA) che sarà utilizzata come strumento didattico durante il corso insieme alla versione adattata alla televisita (Ardis, 2022b). Nel corso vengono presentate le evidenze relative a tutti i compiti dell'apertura del colloquio. In particolare le evidenze disponibili sulle presentazioni, le evidenze sugli effetti delle interruzioni dei pazienti e sul tempo di eloquio spontaneo, le evidenze disponibili sulle sollecitazioni durante l'apertura del colloquio e dei vantaggi che offrono in termini di razionalizzazione dei tempi. Una lezione del corso, molto interattiva, è dedicata all'uso del paraverbale durante la visita e la televisita. Una lezione tratta la comunicazione nell'evento avverso. Il resto del corso è dedicato all'empatia e alla comprensione del punto di vista del paziente per centrare la comunicazione sulla persona invece che sulla malattia. Nella trattazione relativa all'empatia gli obiettivi sono: fornire una definizione di empatia che sia collegata alla neurobiologia, trattare le possibilità di apprendimento e di training dell'empatia, parlare dell'effetto protettivo rispetto al burnout, presentare il modello della compassion fatigue (Coetzee, 2018), parlare delle differenze di genere e della perdita dell'empatia nel corso degli studi di medicina. Durante il corso, in ogni giornata, sono previste videosessioni, per un totale di circa 90 minuti di formazione sulle 12 ore complessive. Prima e dopo il corso sono state realizzate due simulazioni di televisita seguite da un feedback del docente. Queste sessioni hanno avuto una durata di circa 45 minuti ciascuna. Prima e dopo le simulazioni, è stato chiesto ai soggetti del gruppo trained di compilare il form online contenente le due scale di empatia.

Il gruppo di controllo tra la compilazione del primo e del secondo form ha simulato un colloquio clinico in televisita senza ricevere alcun feedback sulla simulazione. Tra la prima e la seconda compilazione del questionario è trascorso circa un mese, analogamente a quanto accadeva a chi era nel gruppo trained. Dopo lo studio anche ai soggetti inclusi nel gruppo di controllo è stata data la possibilità di seguire interamente il corso.

Per la valutazione dell'empatia sono state utilizzati il TEQ e la BEES. Il TEQ) (Spreng, 2009), tradotto e validato in italiano (Chiorri, 2016), è una scala costituita da 16 item con risposte su scala Likert da 1 a 5, di cui 8 risposte dirette e 8 inverse. Il punteggio complessivo della scala è ottenuto sommando i punteggi diretti ai punteggi inversi dopo aver invertito la scala e varia da un minimo di 16 ad un massimo di 80 punti. La BEES (Mehrabian, 1996), tradotta e validata in italiano (Meneghini, 2006) è composta da 30 item, di cui 15 diretti e 15 inversi, con risposte su scala Likert da 0 a 7 punti. Il punteggio complessivo della scala è ottenuto sommando i punteggi diretti ai punteggi inversi dopo aver invertito la scala e varia da un minino di 0 ad un massimo di 210 punti.

Le scale sono state inserite in un questionario online sviluppato su Jotform®. Sono state realizzate due valutazioni: T0 nelle settimane precedenti il corso e T1 nelle settimane successive. I questionari prevedevano l'identificazione dei compilatori e raccoglievano alcune informazioni anagrafiche (anno di nascita e sesso) e alcune informazioni curriculari-lavorative (specializzazione).

A tutti i partecipanti è stato richiesto il consenso per la videoregistrazione delle simulazioni e il consenso al momento della compilazione del questionario per la realizzazione dello studio. Nell'esecuzione delle simulazioni sono stati adottati gli standard per le buone pratiche della *Association of Standardized Patient Educators* (Lewis, 2017). I dati sono stati analizzati utilizzando Minitab®. I punteggi medi ottenuti alle scale utilizzate sono stati confrontati mediante t-test per dati appaiati con α level fissato a 0,05.

Risultati

La popolazione studiata è risulta composta da 72 medici neoassunti che hanno seguito il corso di formazione (Trained) con età media 36,4 DS 2,4 anni, composto da 51 femmine e 21 maschi e da 57 medici che tra T0 e T1 non hanno fatto il corso (Control) la cui età media è risultata 36,5 DS 2,6 anni con 38 femmine e 19 maschi.

Con la scala TEQ il punteggio medio di empatia ottenuto a T0 per il gruppo Trained è risultato 65,32 DS 5,08, mentre a T1 è risultato 66,42 DS 5,83 (p=0,032); con la stessa scala il gruppo Control ha ottenuto un punteggio medio di empatia a T0 di 65,58 DS 5,00 e di 63,75 DS 5,07 punti al T1 (p=0,000). Il punteggio medio di empatia ottenuto con la scala BEES dal gruppo Trained a T0 è risultato 122,39 DS 21,17, mentre a T1 il punteggio è aumentato a 127,50 DS 21,53 punti (p=0,000); con la stessa scala il gruppo Control ha ottenuto un punteggio medio a T0 pari a 122,16 DS 18,79 e di 120,67 DS 19,10 a T1, senza variazione statisticamente significativa (p=0,317).

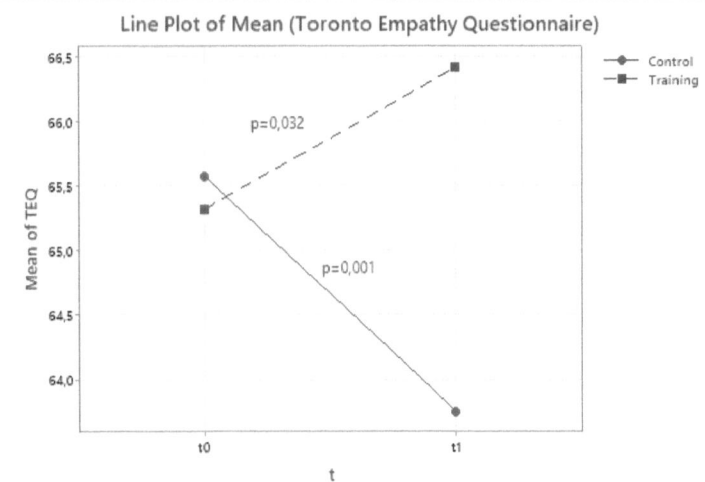

Grafico 1. Variazioni dei livelli di empatia fra il gruppo Trained e il gruppo Control fra T0 e T1 misurati con il TEQ.

Le differenze fra T0 e T1 sono riassunte nei Grafici 1 e 2.

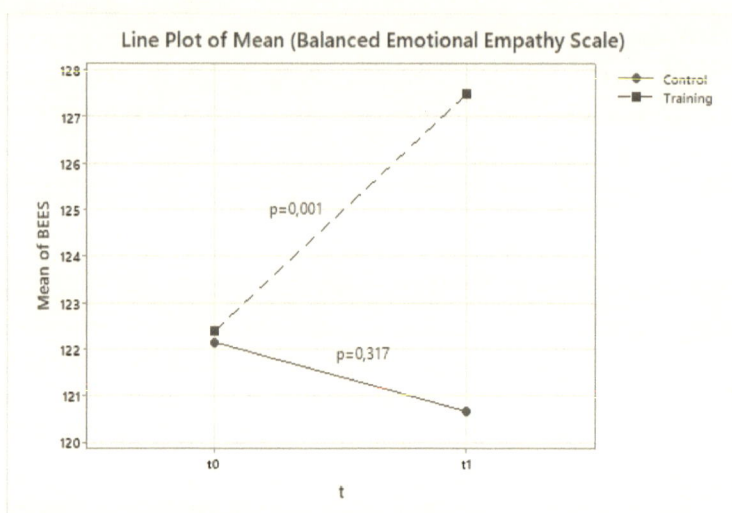

Grafico 2. Variazioni dei livelli di empatia fra il gruppo Trained e il gruppo Control fra T0 e T1 misurati con la BEES.

Il confronto dei i punteggi T0 e T1 ottenuti al TEQ e al BEES fra maschi e femmine è riportato nella seguente Tabella 1.

		T0	T1	p
TEQ	Male Trained	63,62 DS 5,18	64,29 DS 6,73	0,580
	Male Control	63,16 DS 4,59	61,32 DS 4,91	0,041
	Female Trained	66,02 DS 4,92	67,29 DS 5,24	0,018
	Female Control	66,79 DS 4,81	64,97 DS 4,76	0,004
BEES	Male Trained	106,67 DS 16,73	114,76 DS 17,57	0,012
	Male Control	108,84 DS 17,16	106,74 DS 17,05	0,442
	Female Trained	128,86 DS 19,44	132,75 DS 20,94	0,009
	Female Control	128,82 DS 15,95	127,63 DS 16,16	0,513

Tabella 1. Punteggi medi i empatia nei gruppi Trained e Control T0 e T1 divisi per sesso e valore di p.

La correlazione dei punteggi di empatia con l'età dei medici dei due gruppi non ha permesso di evidenziare associazioni statisticamente significative eccetto per il gruppo dei soggetti Trained al T0 che ha mostrato una moderata correlazione positiva (rho=0,263 p=0,026).

Discussione

L'empatia nei medici Trained è aumentata significativamente dopo il corso nelle due scale utilizzate, mentre l'empatia dei medici che non hanno seguito il corso non è variata quando misurata con la BEES ed è significativamente diminuita quando misurata con il TEQ. Quindi il corso di formazione sembra produrre un aumento statisticamente significativo con entrambe le scale utilizzate rispetto al gruppo di controllo che non ha ricevuto il training, ma ha solo eseguito un role-play senza alcun feedback. Questo risultato è in linea con la letteratura che dimostra che i corsi di comunicazione sono efficaci nell'aumentare l'empatia dei partecipanti (Gilligan, 2021; Teding van Berkhout, 2016; Fragkos, 2020; Paulus, 2022) e che training per i medici nelle nostre strutture sanitarie dovrebbero essere inseriti sempre subito dopo l'assunzione in servizio come per il campione studiato e, probabilmente, ancor prima, durante la specializzazione e il corso di laurea in medicina. Per quanto a nostra conoscenza, non esistono studi controllati che dimostrano l'efficacia sui punteggi di empatia di un corso di formazione condotto interamente in teleconferenza.

Il TEQ evidenzia una diminuzione significativa nei punteggi di empatia del gruppo di controllo, tale diminuzione al BEES non raggiunge i livelli di significatività statistica. La diminuzione dei punteggi di empatia evidenziati con il TEQ per il gruppo di controllo è stata significativa sia nei maschi che nelle femmine mentre l'aumento di empatia misurata con il TEQ nel gruppo dei trattati sembra aver riguardato solo le femmine. Le differenze descritte misurando con il TEQ potrebbero essere dovute al fatto che i medici di questo gruppo hanno fatto una simulazione senza ricevere alcun feedback che potrebbe aver generato un vissuto di frustrazione influente sui risultati. I punteggi maggiori di empatia nelle femmine sono in accordo con la maggior parte della letteratura sull'argomento.

È possibile che le due scale utilizzate misurino dimensioni diverse del costrutto studiato; tuttavia, un confronto fra le scale non rientra negli obiettivi del nostro studio. Le due scale utilizzate non sono specifiche per medici o per sanitari e questo potrebbe costituire un limite nello studio, ma al contempo fornire una base dati per il confronto con altri professionisti come per esempio gli insegnanti, i religiosi, i volontari della sanità.

Lo studio ha utilizzato misure di empatia autoriferite con i limiti caratteristici di questo tipo di misura. Le variazioni di empatia prodotte dal corso potrebbero essere misurate mediante l'osservazione dei video registrati durante il corso per confermare i risultati ottenuti in questo studio. Studi futuri dovrebbero misurare i livelli di empatia dei medici mediante scale compilate dai pazienti in colloqui clinici simulati o reali in ambulatorio o in televisita.

Conclusioni

Lo studio ha mostrato l'efficacia di un corso di formazione tenuto in teleconferenza basato sul KCS nel produrre un aumento significativo dei punteggi di empatia nei medici neoassunti "trained" rispetto ai controlli. La formazione basata sul KCS dovrebbe essere fornita ai medici neoassunti per migliorare la relazione empatica.

Bibliografia

Agago, T. A., Wonde, S. G., Bramo, S. S., & Asaminew, T. (2021). Simulated patient-based communication skills training for undergraduate medical students at a university in Ethiopia. Advances in Medical Education and Practice, 12, 713.

Amin, S., Soliman, M., McIvor, A., Cave, A., & Cabrera, C. (2020). Understanding patient perspectives on medication adherence in asthma: a targeted review of qualitative studies. Patient preference and adherence, 14, 541.

Apker, J., Baker, M., Shank, S., Hatten, K., & VanSweden, S. (2018). Optimizing Hospitalist-Patient Communication: An Observation Study of Medical Encounter Quality. The Joint Commission Journal on Quality and Patient Safety, 44(4), 196-203.

Archer, E., & Turner, R. (2019). Measuring empathy in a group of South African undergraduate medical students using the student version of the Jefferson Scale of Empathy. African journal of primary health care & family medicine, 11(1).

Ardis, S, Marcucci, M. (2022a). Empatia. In Marinelli, M. (a cura di) Dizionario di medicina narrativa. Morcellania ed. 60-68

Ardis, S, Mazzatenta, C. (2022b). Televisita: Manuale di comunicazione e linee guida nazionali di telemedicina. Ed. Aonia.

Attar, H. S., & Chandramani, S. (2012). Impact of physician empathy on migraine disability and migraineur compliance. Annals of Indian Academy of Neurology, 15(Suppl 1), S89.

Baribeau, D. A., Mukovozov, I., Sabljic, T., Eva, K. W., & Delottinville, C. B. (2012). Using an objective structured video exam to identify differential understanding of aspects of communication skills. Medical teacher, 34(4), e242-e250.

Beckman, H. B., Markakis, K. M., Suchman, A. L., & Frankel, R. M. (1994). The doctor-patient relationship and malpractice: lessons from plaintiff depositions. Archives of internal medicine, 154(12), 1365-1370.

Brown, S. D., Rider, E. A., Jemieson, K., Meyer, E. C., Callahan, M. J., DeBenedictis, C. M., Bixby, S. D., Walters, M., Forman, S. F., Varrin, P. H., Forbes, P., & Roussin, C. J. (2016). Development of a Standardized Kalamazoo Communication Skills Assessment Tool for radiologists: validation, multisource reliability, and lessons learned. Health Care Policy and Quality, 209, 351-358

Calhoun, A. W., Sutton, E. R., Barbee, A. P., McClure, B., Bohnert, C., Forest, R., ... & Fallat, M. E. (2017). Compassionate Options for Pediatric EMS (COPE): addressing communication skills. Prehospital Emergency Care, 21(3), 334-343.

Chen, D., Lew, R., Hershman, W., & Orlander, J. (2007). A cross-sectional measurement of medical student empathy. Journal of general internal medicine, 22(10), 1434-1438.

Chiorri, C. Competing Factor Structures for the Toronto Empathy Questionnaire. Psychol. Neurobiol. Empathy 2016, 399–432.

Coetzee, S. K., & Laschinger, H. K. (2018). Toward a comprehensive, theoretical model of compassion fatigue: A n integrative literature review. Nursing & health sciences, 20(1), 4-15.

Derksen, F., Bensing, J., & Lagro-Janssen, A. (2013). Effectiveness of empathy in general practice: a systematic review. British journal of general practice, 63(606), e76-e84.

DeBenedectis, C. M., Gauguet, J. M., Makris, J., Brown, S. D., & Rosen, M. P. (2017). Coming out of the dark: a curriculum for teaching and evaluating radiology residents' communication skills through simulation. Journal of the American College of Radiology, 14(1), 87-91.

Del Canale, S., Louis, D. Z., Maio, V., Wang, X., Rossi, G., Hojat, M., & Gonnella, J. S. (2012). The relationship between physician empathy and disease complications: an empirical study of primary care physicians and their diabetic patients in Parma, Italy. Academic medicine, 87(9), 1243-1249.

Dong, T., LaRochelle, J. S., Durning, S. J., Saguil, A., Swygert, K., & Artino Jr, A. R. (2015). Longitudinal effects of medical students' communication skills on future performance. Military Medicine, 180(suppl_4), 24-30.

Eklund, J. H., & Meranius, M. S. (2021). Toward a consensus on the nature of empathy: A review of reviews. Patient Education and Counseling, 104(2), 300-307.

Fogarty, L. A., Curbow, B. A., Wingard, J. R., McDonnell, K., & Somerfield, M. R. (1999). Can 40 seconds of compassion reduce patient anxiety?. Journal of Clinical Oncology, 17(1), 371-371.

Fortson, E. (2017). Management of Atopic Dermatitis. Springer. 156

Fragkos, K. C., & Crampton, P. E. (2020). The effectiveness of teaching clinical empathy to medical students: a systematic review and meta-analysis of randomized controlled trials. Academic Medicine, 95(6), 947-957.

Gilligan, C., Powell, M., Lynagh, M. C., Ward, B. M., Lonsdale, C., Harvey, P., ... & Silverman, J. (2021). Interventions for improving medical students' interpersonal communication in medical consultations. Cochrane Database of Systematic Reviews, (2).

Goske, M. J., Reid, J. R., Yaldoo-Poltorak, D., & Hewson, M. (2005). RADPED: an approach to teaching communication skills to radiology residents. Pediatric radiology, 35(4), 381-386.

Hashim, M. J. (2017). Patient-centered communication: basic skills. American family physician, 95(1), 29-34.

Heyes, C. (2018). Empathy is not in our genes. Neuroscience & Biobehavioral Reviews, 95, 499-507.

Hojat, M., Louis, D. Z., Markham, F. W., Wender, R., Rabinowitz, C., & Gonnella, J. S. (2011a). Physicians' empathy and clinical outcomes for diabetic patients. Academic Medicine, 86(3), 359-364.

Hojat, M., Louis, D. Z., Maxwell, K., Markham, F. W., Wender, R. C., & Gonnella, J. S. (2011b). A brief instrument to measure patients' overall satisfaction with primary care physicians. Family Medicine-Kansas City, 43(6), 412.

Igde, F. A., & Sahin, M. K. (2017). Changes in empathy during medical education: An example from Turkey. Pakistan journal of medical sciences, 33(5), 1177.

Imran, N., Aftab, M. A., Haider, I. I., & Farhat, A. (2013). Educating tomorrow's doctors: A cross sectional survey of emotional intelligence and empathy in medical students of Lahore. Pakistan journal of medical sciences, 29(3), 710.

Kelm, Z., Womer, J., Walter, J. K., & Feudtner, C. (2014). Interventions to cultivate physician empathy: a systematic review. BMC medical education, 14(1), 1-11.

Keulen, M. H. F., Teunis, T., Kortlever, J. T. P., Vagner, G. A., Ring, D., & Reichel, L. M. (2020). Measurement of perceived physician empathy in orthopedic patients. Journal of patient experience, 7(4), 600-606.

Khademalhosseini, M., Khademalhosseini, Z., &Mahmoodian, F. (2014). Comparison of empathy scoreamong medical students in both basic and clinical levels.Journal of Advances in Medical Education & Professiona-lism, 2(2), 88.

Kim, S. S., Kaplowitz, S., & Johnston, M. V. (2004). The effects of physician empathy on patient satisfaction and compliance. Evaluation & the health professions, 27(3), 237-251.

Lewis, K. L., Bohnert, C. A., Gammon, W. L., Hölzer, H., Lyman, L., Smith, C., ... & Gliva-McConvey, G. (2017). The association of standardized patient educators (ASPE) standards of best practice (SOBP). Advances in Simulation, 2(1), 1-8.

Lippe, M., Stanley, A., Ricamato, A., Halli-Tierney, A., & McKinney, R. (2020). Exploring end-of-life care team communication: an Interprofessional simulation study. American Journal of Hospice and Palliative Medicine®, 37(1), 65-71.

Lown, B. A., Sasson, J. P., & Hinrichs, P. (2008). Patients as partners in radiology education: an innovative approach to teaching and assessing patient-centered communication. Academic radiology, 15(4), 425-432.

Magalhães, E., Salgueira, A. P., Costa, P., & Costa, M. J. (2011). Empathy in senior year and first year medical students: a cross-sectional study. BMC Medical education, 11(1), 52.

Makoul, G. (2001). Essential elements of communication in medical encounters: the Kalamazoo consensus statement. Academic medicine, 76(4), 390-393.

Matthews, A. (2022). Finding the patient in emergency department clinician–patient communication. Emergency Medicine Australasia, 34(2), 271-274.

Mehrabian, A. (1996). Manual for the Balanced Emotional Empathy Scale (BEES). Available from Albert Mehrabian.

Meltzer, E. C., Shi, Z., Suppes, A., Hersh, J. E., Orlander, J. D., Calhoun, A. W., ... & Fins, J. J. (2017). Improving communication with surrogate decision-makers: a pilot initiative. Journal of graduate medical education, 9(4), 461-466.

Meneghini AM, Sartori R, Cunico L. (2006). Adattamento e validazione su campione italiano della Balanced Emotional Empathy Scale di A. Mehrabian. [Adaptation and validation on an Italian sample of the Balanced Emotional Empathy Scale by A. Mehrabian] Ric Psicol.

Meraj, L., Gul, N., Mughal, A., Zaka, N., Murtaza, R. A., & Naseem, S. (2022). Impact of early clinical exposure upon communication skills pertaining to undergraduate medical students as assessed on Kalamazoo scale. Rawal Medical Journal, 47(1), 209-209.

Newton, B. W., Barber, L., Clardy, J., Cleveland, E., & O'Sullivan, P. (2008). Is there hardening of the heart during medical school?. Academic Medicine, 83(3), 244-249.

Ozcan, C. T., Oflaz, F., & Sutcu Cicek, H. (2010). Empathy: the effects of undergraduate nursing education in Turkey. International Nursing Review, 57(4), 493-499.

Parrish II, R. C., Menendez, M. E., Mudgal, C. S., Jupiter, J. B., Chen, N. C., & Ring, D. (2016). Patient satisfaction and its relation to perceived visit duration with a hand surgeon. The Journal of hand surgery, 41(2), 257-262.

Paulus, C. M., & Meinken, S. (2022). The effectiveness of empathy training in health care: a meta-analysis of training content and methods. International journal of medical education, 13, 1.

Peláez, S., Lamontagne, A. J., Collin, J., Gauthier, A., Grad, R. M., Blais, L., ... & Ducharme, F. M. (2015). Patients' perspective of barriers and facilitators to taking long-term controller medication for asthma: a novel taxonomy. BMC pulmonary medicine, 15(1), 1-11.

Peterson, E. B., Porter, M. B., & Calhoun, A. W. (2012). A simulation-based curriculum to address relational crises in medicine. Journal of graduate medical education, 4(3), 351-356.

Rakel, D. P., Hoeft, T. J., Barrett, B. P., Chewning, B. A., Craig, B. M., & Niu, M. (2009). Practitioner empathy and the duration of the common cold. Family medicine, 41(7), 494.

Rakel, D., Barrett, B., Zhang, Z., Hoeft, T., Chewning, B., Marchand, L., & Scheder, J. (2011). Perception of empathy in the therapeutic encounter: effects on the common cold. Patient education and counseling, 85(3), 390-397.

Razack, S., Meterissian, S., Morin, L., Snell, L., Steinert, Y., Tabatabai, D., & MacLellan, A. M. (2007). Coming of age as communicators: differences in the implementation of common communications skills training in four residency programmes. Medical Education, 41(5), 441-449.

Rider, E. A. (2011). Advanced communication strategies for relationship-centered care. Pediatric annals, 40(9), 447-453.

Rider, E. A., Hinrichs, M. M., & Lown, B. A. (2006). A model for communication skills assessment across the under-graduate curriculum. Medical teacher, 28(5), e127-e134.

Riess Helen. Empathy can be taught and learned with evidence-based education. Emergency Medicine Journal, 2022, 39.6: 418-419.

Salari, M., Zarifi, A., & Tarmizi, R. A. (2021). Effect of problem-based learning on communication skills of undergraduate nursing students. Journal of Clinical Care and Skills, 2(1), 21-27.

Shashikumar, R., Chaudhary, R., Ryali, V. S. S. R., Bhat, P. S., Srivastava, K., Prakash, J., & Basannar, D. (2014). Cross sectional assessment of empathy among undergraduates from a medical college. medical journal armed forces india, 70(2), 179-185.

Singleton, I. M., Garfinkel, R. J., Malone, J. B., M'hamed, H. T., & Belthur, M. V. (2021). Determinants of caregiver satisfaction in pediatric orthopedics. Journal of Pediatric Orthopaedics B, 30(4), 393-398.

Smith, D. D., Kellar, J., Walters, E. L., Reibling, E. T., Phan, T., & Green, S. M. (2016). Does emergency physician empathy reduce thoughts of litigation? A randomised trial. Emergency Medicine Journal, 33(8), 548-552.

Spreng, R. N., McKinnon, M. C., Mar, R. A., & Levine, B. (2009). The Toronto Empathy Quesionnaire: Scale development and initial validation of a factor-analytic solution to multiple empathy measures. Journal of Personality Assessment, 91(1), 62-71.

Sternszus, R., Macdonald, M. E., & Steinert, Y. (2016). Resident role modeling:"it just happens". Academic Medicine, 91(3), 427-432.

Tamblyn, R., Abrahamowicz, M., Dauphinee, D., Wenghofer, E., Jacques, A., Klass, D., ... & Hanley, J. A. (2007). Physician scores on a national clinical skills examination as predictors of complaints to medical regulatory authorities. Jama, 298(9), 993-1001.

Tavakoly Sany, S. B., Behzhad, F., Ferns, G., & Peyman, N. (2020). Communication skills training for physicians improves health literacy and medical outcomes among patients with hypertension: a randomized controlled trial. BMC health services research, 20(1), 1-10.

Teding van Berkhout, E., & Malouff, J. M. (2016). The efficacy of empathy training: A meta-analysis of randomized controlled trials. Journal of counseling psychology, 63(1), 32.

van Dulmen, S., & van den Brink-Muinen, A. (2004). Patients' preferences and experiences in handling emotions: a study on communication sequences in primary care medical visits. Patient education and counseling. 55(1), 149–152

Wang, H., Kline, J. A., Jackson, B. E., Laureano-Phillips, J., Robinson, R. D., Cowden, C. D., ... & Zenarosa, N. R. (2018). Association between emergency physician self-reported empathy and patient satisfaction. PloS one, 13(9), e0204113.

West, C. P., Huschka, M. M., Novotny, P. J., Sloan, J. A., Kolars, J. C., Habermann, T. M., & Shanafelt, T. D. (2006). Association of perceived medical errors with resident distress and empathy: a prospective longitudinal study. Jama, 296(9), 1071-1078.

White, J. G., Krüger, C., & Snyman, W. D. (2008). Development and implementation of communication skills in dentistry: an example from South Africa. European Journal of Dental Education, 12(1), 29-34.

Wilkinson, H., Whittington, R., Perry, L., & Eames, C. (2017). Examining the relationship between burnout and empathy in healthcare professionals: A systematic review. Burnout research, 6, 18-29.

Williams, B., Sadasivan, S., & Kadirvelu, A. (2015). Malaysian Medical Students' self-reported Empathy: A cross-sectional Comparative Study. The Medical journal of Malaysia, 70(2), 76-80.

Wong, R. Y., Saber, S. S., Ma, I., & Roberts, J. M. (2009). Using television shows to teach communication skills in internal medicine residency. BMC medical education, 9(1), 1-8.

Zolnierek, K. B. H., & DiMatteo, M. R. (2009). Physician communication and patient adherence to treatment: a meta-analysis. Medical care, 47(8), 826.

La formazione dei tecnici sanitari di radiologia medica basata sul Kalamazoo Consensus Statement: una checklist adattata

Lorenzo Antonelli[1,2], Maykol Costa[2], Alessandro Barsotti[2], Moreno Marcucci[2,3], Sergio Ardis[2,3]
[1]IRCCS Istituto Nazionale Tumori Regina Elena, [2]USL Toscana Nordovest, [3]Kalamazoo Consensus Statement Italia
lorenzo.antonelli@ifo.it

Abstract

Lo studio aveva lo scopo di adattare la versione italiana della *Kalamazoo essential elements communication checklist* (KEECCA) al colloquio clinico per tecnici sanitari di radiologia medica (TSRM). L'adattamento ha coinvolto sia docenti senior di comunicazione sia TSRM esperti.

Lo strumento prodotto è stato utilizzato nella didattica con buoni risultati.

Background

Nel maggio 1999 un gruppo di 21 rappresentanti esperti di comunicazione si è riunito in una consensus conference nella città di Kalamazoo (Michigan, USA) con l'obiettivo di individuare in che modo facilitare la didattica e la valutazione della comunicazione (Makoul, 2001). Il gruppo ha identificato 7 elementi essenziali della comunicazione e stabilito che l'insegnamento avvenga per compiti. Gli elementi essenziali del Kalamazoo consensus statement (KCS) sono stati declinati con l'obiettivo di permettere una comunicazione efficace in vari contesti clinici: 1. costruire la relazione, 2. aprire il colloquio, 3. raccogliere le informazioni, 4. comprendere il punto di vista del paziente, 5. condividere le informazioni, 6. raggiungere un accordo sui piani futuri, 7. chiudere il colloquio. I compiti previsti per ogni elemento essenziale mirano alla comunicazione centrata sulla persona.

La KEECCA è uno strumento di misurazione della comunicazione nato dal KCS (Joyce, 2010) e permette una valutazione su scala Likert da 1 (scarso) a 5 (eccellente) per ogni elemento essenziale. È stata tradotta in italiano ed è utilizzata nella didattica (Guidi, 2016; Ardis, 2020) e adattata alla televisita (Ardis, 2022).

Il modello è stato realmente utilizzato per creare strumenti di formazione o checklist di valutazione in vari ambiti. Fra questi ricordiamo gli studenti di medicina (Rider, 2006; Meraj, 2022; Dong, 2015; Agago, 2021; Baribeau, 2012), gli specializzandi (Peterson, 2012; Razack, 2007; DeBenedectis, 2017; Porcerelli, 2016; Wong, 2009), i medici (Peterson, 2012), l'ambito pediatrico (Rider, 2011), gli odontoiatri (White, 2008), i radiologi e specializzandi in radiologia (Brown, 2016; Lown, 2008; Goske, 2004) la comunicazione di arresto cardiaco in ambito pediatrico (Calhoun, 2017), gli studenti infermieri (Salari, 2021), il dipartimento di emergenza (Matthews, 2022), la comunicazione di fine vita (Lippe, 2020), la comunicazione con i decisori surrogati (Meltzer, 2017). Il KCS è stato utilizzato anche per la formazione multidisciplinare in uno studio che includeva medici, infermieri e un cappellano (Peterson, 2014). In Italia il KCS è utilizzato come modello di formazione per medici, infermieri, psicologi e TSRM dalla *USL Toscana Nord Ovest*.

Il TSRM è un professionista sanitario che umanizza e valorizza la relazione di cura (Costituzione etica FNO TSRM PSTRP, 2021) e pone la persona al centro in tutte le attività sanitarie riconoscendone il ruolo di protagonista nella tutela della salute (Codice deontologico del TSRM, 2004).

La formazione accademica dei TSRM sulle tecniche di comunicazione in Italia è limitata o assente. Per questo motivo è stato realizzato un corso di formazione sulla comunicazione basata sul KCS adattando la versione italiana KEECCA alla tele-consulenza del TSRM.

Obiettivo dello studio è una valutazione dell'uso della KEECCA per TSRM nella didattica.

Metodo

Il gruppo di studio, costituito da due docenti senior di comunicazione che basano l'insegnamento sul KCS e due tecnici sanitari di radiologia medica, ha adattato la checklist al colloquio clinico del TSRM in presenza e tele-consulenza (vedi allegato).

Nell'autunno 2022 si è svolto il corso di formazione per TSRM neoassunti dell'Azienda *USL Toscana Nord Ovest* prevedendo 12 ore di formazione a distanza sincrona divise in 3 incontri di 4 ore settimanali con gruppi di massimo 12 operatori. Il corso è terminato con una simulazione di tele-consulenza e feedback per la durata di 45 minuti di formazione individuale.

Durante il corso sono stati presentati i sette elementi essenziali della comunicazione del KCS che tendono a favorire il colloquio clinico centrato sul paziente. Per ogni elemento essenziale sono previsti 3 o 5 compiti. Obiettivo di tutti gli elementi essenziali è centrare la comunicazione sul paziente. In un brainstorming, dopo la presentazione dei partecipanti, sono stati raccolti i motivi per cui può essere utile comunicare bene nel contesto sanitario presentando evidenze sui vantaggi della buona comunicazione. Un successivo brainstorming ha avuto l'obiettivo di focalizzarsi sulle difficoltà che esistono nella comunicazione tra professionista sanitario e paziente. Ai discenti è stato presentato un modello che riassume le difficoltà raccolte in analoghi brainstorming di corsi precedenti. Quindi è stato presentato il modello di comunicazione basato sul KCS e le evidenze di efficacia dei corsi di comunicazione che prevedono role playing e feedback individuali (Gilligan, 2021). A questo punto si è illustrata la KEECCA per TSRM. Nel corso sono state presentate le evidenze relative a tutti i compiti dell'apertura del colloquio, in particolare sono state illustrate le evidenze disponibili sulle presentazioni, sugli effetti delle interruzioni dei pazienti e sul tempo di eloquio spontaneo, sulle sollecitazioni durante l'apertura del colloquio e dei vantaggi che queste offrono in termini di razionalizzazione dei tempi. Una lezione interattiva del corso è stata dedicata all'uso del paraverbale durante la visita e la tele-consulenza mentre un'altra è stata dedicata alla comunicazione dell'evento avverso. Il resto del corso è stato dedicato all'empatia e alla comprensione del punto di vista del paziente per centrare la comunicazione sulla persona invece che sulla malattia. Nella trattazione relativa all'empatia gli obiettivi sono stati: fornire una definizione di empatia che sia collegata alla neurobiologia, trattare le possibilità di apprendimento e di training dell'empatia, parlare dell'effetto protettivo rispetto al burnout, presentare il modello della compassion fatigue, parlare delle differenze di genere e della perdita dell'empatia nel corso degli studi di medicina. In ogni giornata sono state previste videosessioni per una durata totale di circa 90 minuti di formazione sulle 12 ore complessive. Dopo il corso ogni partecipante ha simulato con un paziente standard una tele-consulenza finalizzata ad un successivo esame da eseguire a domicilio.

La valutazione sull'applicabilità della KEECCA per TSRM si è basata sull'esperienza dei docenti senior del corso. Al termine sono stati raccolti i questionari di gradimento previsti dal sistema di accreditamento ECM della formazione continua in Italia.

Risultati

La checklist adattata da un punto di vista qualitativo è risultata uno strumento utile per la formazione del TSRM su standard minimi di comunicazione. Dopo l'utilizzo sono state introdotte alcune correzioni sulla base dell'esperienza acquisita ed è stata prodotta la versione finale riportata in questo articolo come allegato.

Il gradimento dei partecipanti è risultato elevato. Nello specifico i 16 partecipanti hanno valutato la "rilevanza degli argomenti trattati" con un punteggio medio di 4,50/5, la "qualità formativa fornita" con un punteggio medio di 4,69/5, la "utilità ed efficacia dell'evento" con 4,56/5, mentre il punteggio più basso è risultato per i "tempi di svolgimento" con un punteggio di 3,43/5, tuttavia la domanda per come formulata non ci consente di stabilire se i partecipanti avrebbero desiderato un tempo maggiore o minore di quello proposto. Studi successivi potranno valutare l'efficacia dello strumento didattico nel produrre effetti comunicativi in questa popolazione, valutandone i cambiamenti.

Conclusioni

La versione italiana della KEECCA per TSRM si è dimostrata uno strumento didattico efficace. Studi futuri potranno utilizzare la checklist per la valutazione dell'efficacia didattica della formazione basata sul KCS con l'obiettivo ultimo di migliorare la patient experience nei contesti clinici, sanitari e sociosanitari.

Bibliografia

Agago, T. A., Wonde, S. G., Bramo, S. S., & Asa-minew, T. (2021). Simulated patient-based commu-nication skills training for undergraduate medical students at a university in Ethiopia. Advances in Medical Education and Practice, 12, 713.

Ardis, S. (2020) La comunicazione in ambulatorio. Ed. Aonia.

Ardis, S., Mazzatenta, C. (2022) La televisita. Ma-nuale di comunicazione e linee guida di telemedici-na. Ed. Aonia.

Baribeau, D. A., Mukovozov, I., Sabljic, T., Eva, K. W., & Delottinville, C. B. (2012). Using an objective structured video exam to identify differential un-derstanding of aspects of communication skills. Medical teacher, 34(4), e242-e250.

Brown, S. D., Rider, E. A., Jemieson, K., Meyer, E. C., Callahan, M. J., DeBenedictis, C. M., Bixby, S. D., Walters, M., Forman, S. F., Varrin, P. H., Forbes, P., & Roussin, C. J. (2016). Development of a Stan-dardized Kalamazoo Communication Skills As-sessment Tool for radiologists: validation, multi-source reliability, and lessons learned. Health Care Policy and Quality, 209, 351-358

Calhoun, A. W., Sutton, E. R., Barbee, A. P., McClure, B., Bohnert, C., Forest, R., ... & Fallat, M. E. (2017). Compassio-nate Options for Pediatric EMS (COPE): addressing commu-nication skills. Prehospital Emergency Care, 21(3), 334-343.

DeBenedectis, C. M., Gauguet, J. M., Makris, J., Brown, S. D., & Rosen, M. P. (2017). Coming out of the dark: a curriculum for teaching and evalua-ting radiology residents' communication skills through simulation. Journal of the American Colle-ge of Radiology, 14(1), 87-91.

Dong, T., LaRochelle, J. S., Durning, S. J., Saguil, A., Swygert, K., & Artino Jr, A. R. (2015). Longitu-dinal effects of medical students' communication skills on future performance. Military Medicine, 180(suppl_4), 24-30.

FNO-TSRM (2004). Codice deontologico del Tecnico Sanitario di Radiologia Medica. Online

Joyce, B. L., Steenbergh, T., & Scher, E. (2010). Use of the Kalamazoo essential elements commu-nication checklist (adapted) in an institutional in-terpersonal and communication skills curriculum. Journal of Graduate Medical Education, 2(2), 165-169.

Gilligan, C., Powell, M., Lynagh, M. C., Ward, B. M., Lonsdale, C., Harvey, P., ... & Silverman, J. (2021). Interventions for improving medical stu-dents' interpersonal communication in medical consultations. Cochrane Database of Systematic Reviews, (2).

Goske, M. J., Reid, J. R., Yaldoo-Poltorak, D., & Hewson, M. (2005). RADPED: an approach to teaching communication skills to radiology resi-dents. Pediatric radiology, 35(4), 381-386.

Guidi G., Luchini M., Barsanti M., Franciosini G., Sapio A., Gavriliu D. C., Feltri F., Bicchi C., Conge-strì C., Cardamone F., Carraro T., Marcucci M., Ar-dis S. (2016). Valutare la comunicazione sanitario paziente: creazione di uno strumento educativo ba-sato sul modello Kalamazoo. In Ardis S, Bicchi C, Carraro T. (a cura di) Trent'anni di Carta di Ottawa. Atti del meeting nazionale SIPS. Ed. Aonia, 74-78.

Lippe, M., Stanley, A., Ricamato, A., Halli-Tierney, A., & McKinney, R. (2020). Exploring end-of-life care team communication: an Interprofessional si-mulation study. American Journal of Hospice and Palliative Medicine®, 37(1), 65-71.

Lown, B. A., Sasson, J. P., & Hinrichs, P. (2008). Patients as partners in radiology education: an in-novative approach to teaching and assessing pa-tient-centered communication. Academic radiology, 15(4), 425-432.

Makoul, G. (2001). Essential elements of com-munication in medical encounters: the Kalamazoo consensus statement. Academic medicine, 76(4), 390-393.

Matthews, A. (2022). Finding the patient in emergency department clinician–patient communi-cation. Emergency Medicine Australasia, 34(2), 271-274.

Meltzer, E. C., Shi, Z., Suppes, A., Hersh, J. E., Orlander, J. D., Calhoun, A. W., ... & Fins, J. J. (2017). Improving commu-nication with surrogate decision-makers: a pilot initiative. Journal of graduate medi-cal education, 9(4), 461-466.

Meraj, L., Gul, N., Mughal, A., Zaka, N., Murtaza, R. A., & Naseem, S. (2022). Impact of early clinical exposure upon communication skills pertaining to undergraduate medical students as assessed on Ka-lamazoo scale. Rawal Medical Journal, 47(1), 209-209.

Peterson, E. B., Porter, M. B., & Calhoun, A. W. (2012). A simulation-based curriculum to address relational crises in medicine. Journal of graduate medical education, 4(3), 351-356.

Peterson, E. B., Porter, M. B., & Calhoun, A. W. (2012). A simulation-based curriculum to address relational crises in medicine. Journal of graduate medical education, 4(3), 351-356.

Porcerelli, J. H., Brennan, S., Carty, J., Ziadni, M., & Markova, T. (2015). Resident ratings of commu-nication skills using the Kalamazoo Adapted Chec-klist. Journal of Graduate Medical Education, 7(3), 458-461.-

Razack, S., Meterissian, S., Morin, L., Snell, L., Steinert, Y., Tabatabai, D., & MacLellan, A. M. (2007). Coming of age as communicators: differen-ces in the implementation of common communi-cations skills training in four residency programmes. Medical Education, 41(5), 441-449.

Rider, E. A. (2011). Advanced communication strategies for relationship-centered care. Pediatric annals, 40(9), 447-453.

Rider, E. A., Hinrichs, M. M., & Lown, B. A. (2006). A model for communication skills assess-ment across the under-graduate curriculum. Medical teacher, 28(5), e127-e134.

Salari, M., Zarifi, A., & Tarmizi, R. A. (2021). Ef-fect of problem-based learning on communication skills of undergra-duate nursing students. Journal of Clinical Care and Skills, 2(1), 21-27.

White, J. G., Krüger, C., & Snyman, W. D. (2008). Develop-ment and implementation of communica-tion skills in denti-stry: an example from South Afri-ca. European Journal of Dental Education, 12(1), 29-34.

Wong, R. Y., Saber, S. S., Ma, I., & Roberts, J. M. (2009). Using television shows to teach communi-cation skills in internal medicine residency. BMC medical education, 9(1), 1-8.

Allegato

Kalamazoo Essential Elements Communication Checklist per videochiamata per TSRM

Prima della televisita (elementi aggiuntivi alla KEECCA Versione Italiana)

1. Conoscere la piattaforma utilizzata.
2. Assicurarsi una buona illuminazione per facilitare la lettura del non verbale.
3. Evitare il "controluce"
4. Assicurarsi di avere un abbigliamento consono alla professione.
5. Assicurarsi di essere in un ambiente ordinato e congruo alla televisita.
6. Assicurarsi che nessuno potrà passare dietro la postazione e che nessuno parli o faccia rumori durante la televisita.
7. Tenere la webcam accesa e chiedere al paziente di tenerla accesa per aumentare la fiducia.
8. Collocare la webcam in modo da avere una inquadratura completa del viso.
9. Tenere la webcam all'altezza degli occhi evitando di guardare il paziente dall'alto.
10. Fare attenzione ai movimenti in cui si distoglie lo sguardo dalla webcam (abbassare lo sguardo per esempio per prendere appunti), perché il paziente può percepire come distrazioni.
11. Se dobbiamo prendere appunti, chiediamo il permesso.
12. Nei momenti di maggior empatia avvicinarsi alla webcam mantenendo il contatto oculare.
13. Il silenzio trasmette empatia, ma può sembrare una distrazione. Nei momenti di silenzio guardare fisso l'obiettivo della webcam e annuire se il caso.
14. È possibile metacomunicare sui momenti di silenzio se non riusciamo a gestire il silenzio (es. Mi lasci pensare...).
15. La minor possibilità di "leggere il non verbale" diminuisce la possibilità di comprendere le emozioni. Fare domande caute sullo stato d'animo del paziente.
16. Tenere sempre la checklist davanti a sé, mentre di svolge la televisita e possibilmente "biffare" i compiti via via che vengono svolti.

Gli elementi aggiuntivi fanno riferimo ai seguenti articoli:

Contreras, C. M., Metzger, G. A., Beane, J. D., Dedhia, P. H., Ejaz, A., & Pawlik, T. M. (2020). Telemedicine: Patient-Provider Clinical Engagement During the COVID-19 Pandemic and Beyond. Journal of Gastrointestinal Surgery, 1.

Mann, D. M., Chen, J., Chunara, R., Testa, P. A., & Nov, O. (2020). COVID-19 transforms health care through telemedicine: evidence from the field. Journal of the American Medical Informatics Association.

Newcomb, A. B., Duval, M., Bachman, S. L., Mohess, D., Dort, J., & Kapadia, M. R. (2021). Building rapport and earning the surgical patient's trust in the era of social distancing: teaching patient-centered communication during video conference encounters to medical students. Journal of surgical education, 78(1), 336-341.

La versione attuale è frutto di consenso del gruppo Docenti di comunicazione della ASL Toscana Nordovest

Sergio Ardis, Moreno Marcucci, Carlo Mazzatenta, Alessandra Mazzoni, Anastasia Manni, Dario Nieri, Irene Cavasini, Licia Matteucci, Tommaso Bellandi, Valentina Gelmi, Valentina Ungaretti.

L'attuale versione degli elementi aggiuntivi è stata realizzata con il feeback degli psicologi che hanno partecipato al corso dell'aprile2021.

Kalamazoo Essential Elements Communication Checklist per videochiamata per TSRM

1. **Costruire la relazione (include le seguenti):**

- Usare linguaggio empatico (uso della prima persona e del condizionale, senza usare l'imperativo)

- Mostrare interesse al paziente come persona

- Usare parole che mostrano attenzione e interesse attraverso il colloquio

- - Usare per parte del colloquio "voce empatica" (volume basso, tono basso, frequenza lenta, pause esitanti)

- Mimica congruente ai contenuti empatici della comunicazione verbale e contatto oculare guardando la webcam (solo per videochiamata)

Scarso	1	2	3	4	5	Eccellente

2. **Aprire il colloquio (include le seguenti):**

- Presentarsi con titolo, nome e ruolo

- Chiedere il nome del paziente

- Chiedere il problema

- Chiedere se ci sono altri problemi

- Dire quale esame sarà fatto e come sarà fatto

Scarso	1	2	3	4	5	Eccellente

3. **Ottenere informazioni (include le seguenti):**

- Usare domande aperte (es "mi dica qualcosa...")

- Se necessario chiarire i dettagli con domande "sì/no" o più specifiche o anche utilizzo di tecniche verbali di riflessione (es. ripetizione dell'ultima parola detta, parafrasi, ecc.)

- Chiedere al paziente cosa sa dell'esame che deve fare

- Chiedere le informazioni anamnestiche necessarie all'esecuzione dell'esame

Scarso	1	2	3	4	5	Eccellente

4. Condividere informazioni (include le seguenti):

- Chiedere al paziente se ha già informazioni sull'esame

- Chiedere al paziente se vuole ulteriori informazioni sull'esame

- Fornire informazioni sulle metodiche e sui possibili rischi

- Spiegare al paziente cosa può fare per la buona riuscita dell'esame

Scarso	1	2	3	4	5	Eccellente

5. Comprendere la prospettiva del paziente (include le seguenti):

- Chiedere al paziente come vive questo esame

- Chiedere al paziente se ha preoccupazioni relative all'esame

- Fare un riassunto delle informazioni raccolte e delle informazioni ricevute

- Chiedere al paziente se il riassunto è corretto

Scarso	1	2	3	4	5	Eccellente

6. Raggiungere un accordo sul piano diagnostico/terapeutico/assistenziale (se piano nuovo/cambiato) (include le seguenti):

- Chiedere al paziente se ritiene di poter collaborare come richiesto

- Accordarsi con il paziente sulla migliore collaborazione possibile

- Rinforzare i propositi di collaborazione

Scarso	1	2	3	4	5	Eccellente

7. Chiudere il colloquio (include le seguenti):

- Fornire informazioni sui tempi e modalità di ritiro dei risultati

- Chiedere al paziente se ha ulteriori domande

- Salutare il paziente

Scarso	1	2	3	4	5	Eccellente

La comunicazione e la relazione con il paziente in odontoiatria: la medicina narrativa e il Modello Kalamazoo

Valentina Ungaretti e Mario Cerati
Mario Cerati[2,3], Valentina Ungaretti[1,2]
[1]Kalamazoo Consensus Statement Italia, [2]SIMeN, [3]Università degli Studi di Milano

Abstract

La buona comunicazione non è fine a sé stessa ma è quella che pone al centro la relazione con il paziente e i suoi vissuti di malattia, perché solo attraverso l'attenzione verso quello che porta il paziente è possibile la costruzione congiunta del percorso di diagnosi e cura.

In odontoiatria il modello paternalistico è quello prevalente (Vergnes, 2015) e gli odontoiatri apprendono questa modalità di relazione sul campo durante gli anni di tirocinio universitario; per l'odontoiatria, infatti, in Italia non è prevista nel sistema universitario e nelle scuole di specializzazione una formazione obbligatoria e sistematica in comunicazione con il paziente e quindi quello che risulta è un apprendimento per "modelling", ovvero per imitazione.

Fra i vari modelli di comunicazione, il modello Kalamazoo (KCS) è stato applicato alla pratica odontoiatrica ed è risultato efficace per l'insegnamento delle abilità comunicative e ha ottenuto un alto tasso di gradimento negli studenti rispetto ad altri interventi di formazione in comunicazione (White, 2008).

La *Società Italiana di Medicina Narrativa* (SIMeN) e la *Kalamazoo Consensus Statement Italia* (KCSI) vogliono promuovere la centralità del paziente, la condivisione del percorso di cura e l'umanizzazione della cura e vogliono favorire anche nell'ambito odontoiatrico questo tipo di approccio; lo scopo è di diffondere l'applicazione del KCS nel colloquio clinico odontoiatrico.

Premessa

Come in medicina generale, anche nella medicina odontoiatrica la relazione tra medico e paziente si sta spostando, verrebbe da dire si deve spostare, da un modello paternalistico ad un modello condiviso (Cantagallo, 2018) favorendo quella che viene definita l'umanizzazione della pratica medica.

Essendo però in odontoiatria il modello paternalistico quello prevalente (Vergnes, 2015) gli odontoiatri apprendono questa modalità di relazione sul campo durante gli anni di tirocinio, senza chiedersi se questa sia la risposta più adeguata ad un percorso di diagnosi e cura.

Ricordiamo che il modello di relazione paternalistica è quello che espone di più a contestazioni rispetto al consenso informato, a prescindere che siano stati firmati moduli più o meno esaustivi; il moderno consenso informato, infatti, richiede che questo sia avvenuto non tanto grazie alla parte burocratica della firma di documenti, quanto a una relazione in grado di permettere al paziente l'effettiva costruzione congiunta del percorso di cura (Caivano, 2022).

Oggi i bioeticisti e i giuristi, che hanno raccolto la spinta che viene dalla società, ritengono che la costruzione condivisa del percorso di cura è un diritto fondamentale del paziente discostandosi dal vecchio modello in cui l'attenzione veniva focalizzata sulla malattia e sul medico e in cui il paziente era come una macchina mal funzionante da riparare (Kleinman, 1978).

Nelle professioni di aiuto, inoltre, questo atteggiamento ha anche una ricaduta clinica, diminuendo l'appropriatezza delle cure, aumentando gli errori diagnostici e terapeutici, provocando stati emotivi di stress e ansia nei pazienti e aumentando i contenziosi medico legali (Simpson, 1991).

Occuparsi di questo aspetto diventa ancora più importante oggi, dove sempre più evidenze ci mostrano come la salute orale sia un ambito cruciale per la salute di tutto il sistema e dove, anche per questo, bisogna recuperare un ponte fra la medicina odontoiatrica e la medicina orale (Olsen, 2019).

A proposito di appropriatezza della diagnosi, ad esempio, il ritardo di diagnosi dei tumori orali causa una mortalità dell'80%, di cui il 55% entro 5 anni; in Italia i tumori orali rappresentano il 2% di tutti i tumori, circa 10.000 casi all'anno (Lo Muzio, 2014).

Inoltre, la malattia parodontale e la gengivite, più insidiosa, sono considerate oggi fra i principali responsabili della low grade sistemic inflammation e queste condizioni offrono una porta di ingresso a una serie di batteri e metaboliti che sembrano influenzare, addirittura, sia l'insorgenza che la terapia di alcuni tumori, come ad esempio quelli intestinali (Flemer, 2018).

Note da tempo, poi, sono le correlazioni con patologie cardiovascolari e diabete, recentemente sottolineate da una consensus edita dalla *Società Europea di Parodontologia* con la branch europea dell'associazione mondiale medici di famiglia (Herrera, 2023).

Per migliorare la qualità delle cure odontoiatriche, quindi della salute generale, è necessario apprendere e allenare le abilità cliniche, ma anche l'apprendimento e la consolidazione di buone pratiche comunicative e relazionali che diventano fondamentali per il clinico.

Questo diventerà determinante per il successo del piano diagnostico-terapeutico e anche per l'instaurarsi di un rapporto di fiducia fra curante e curato. (Newsome, 1999, Makoul, 2001)

La comunicazione e la relazione con il paziente in medicina e odontoiatria

La buona comunicazione non è fine a sé stessa ma è quella che pone al centro la relazione con il paziente ed i suoi vissuti di malattia, perché solo attraverso l'attenzione verso quello che porta il paziente è possibile la costruzione consensuale del percorso di diagnosi e cura.

Questo tipo di approccio, inoltre, influenza positivamente il lavoro dei sanitari, prevenendo il burnout (Coetzee, 2017) e aumenta i livelli di soddisfazione e fidelizzazione del paziente.

La capacità di ascolto attivo e la capacità dell'odontoiatra di mostrare empatia sono, allora, premesse fondamentali sia per i pazienti, che per un percorso diagnostico e terapeutico corretto e funzionale alla risposta al bisogno di salute.

Avvicinare l'odontoiatria e la medicina ai temi della corretta comunicazione e relazione con il paziente significa anche aiutare il medico odontoiatra ad affrontare meglio queste tematiche di medicina generale e ad avvicinare i due mondi su un piano di collaborazione e confronto che ha come base, ad ogni livello di specialità, la ricerca di una medicina sempre più personalizzata e centrata sull'individuo.

Nella quotidianità, però, la capacità degli odontoiatri di ascoltare i propri pazienti, premessa di qualsiasi percorso condiviso, è stata valutata insufficiente rispetto ai bisogni dei pazienti (Newsome, 1999).

Il declino nell'ascolto e nell'empatia negli odontoiatri è descritto fin dal secondo anno di formazione universitaria (Sherman, 2005).

È evidente, quindi, che se si vuole colmare questo bisogno, è necessario agire prima di tutto a livello formativo, sia all'interno dei percorsi di laurea, sia promuovendo una formazione continua dopo la laurea.

In questo ambito, la medicina odontoiatrica e la medicina generale potrebbero allearsi nel colmare il vuoto formativo che esiste.

Anche per l'odontoiatria, infatti, in Italia non è prevista nel sistema universitario e nelle scuole di specializzazione una formazione obbligatoria e sistematica in comunicazione con il paziente (l'unica esperienza di cui gli autori sono a conoscenza è il corso di Medical humanities e medicina narrativa che si tiene all'interno dell'Insegnamento di odontoiatria restaurativa del Corso di laurea in odontoiatria presso l'*Università degli Studi di Milano*, titolare Prof. Eugenio Brambilla. Nel medesimo ambito si tiene un Corso Elettivo giunto alla sesta edizione) e quindi quello che risulta a livello nazionale è un apprendimento per "modelling", ovvero per imitazione.

La carenza formativa crea, inoltre, la credenza che la comunicazione non si possa o non si debba imparare e che alcuni comportamenti, come l'empatia, siano caratteristiche innate e quindi non modificabili. In realtà vi sono metodi e tecniche alle quali la formazione potrebbe ispirarsi riuscendo a colmare la distanza tra i bisogni del paziente e quanto offerto dalla professione.

La medicina narrativa, in particolare attraverso la *Società Italiana di Medicina Narrativa*, è diventata uno strumento efficace nel perseguire quei modelli di umanizzazione della pratica medica che, come puntualizzato nella definizione della consensus dell'ISS del 2014 siano in grado di strutturare un metodo di intervento clinico-assistenziale basato sulla narrazione dei diversi punti di vista di coloro che collaborano nel percorso di cura (Polvani, 2023).

Unita ai modelli di comunicazione validati e standardizzati, come quello proposto dalla KCSI, possono costituire le fondamenta per un percorso formativo validato e misurabile.

Gli strumenti per imparare a comunicare

L'insegnamento delle abilità comunicative, quindi, è possibile e auspicabile anche per i medici odontoiatri, ma necessita di alcuni requisiti.

Secondo le evidenze scientifiche (Deveugele, 2015) l'insegnamento delle abilità relazionali e comunicative è efficace solamente se inserito in un modello di comunicazione che fornisca una cornice per l'apprendimento stesso. Inoltre i programmi di formazione in comunicazione si sono rivelati efficaci quando prevedevano una parte pratica con feedback individuale (Gilligan, 2021).

Esistono diversi modelli comunicativi validati, standardizzati e utilizzati per gli obbiettivi descritti sopra, fra i quali ricordiamo il Calgary Cambrige e il Kalamazoo Consensus Statement che sono attualmente utilizzati in Italia per l'insegnamento in ambito sanitario.

Fra i vari modelli di comunicazione noi abbiamo scelto quest'ultimo perché presenta meno elementi legati a un approccio meccanico in favore di elementi che maggiormente si prestano alla personalizzazione da parte del clinico a seconda delle situazioni in cui si viene a trovare.

Il KCS nasce nel 1999 dal lavoro di 21 esperti, è un modello teorico di comunicazione per favorire l'apprendimento dei compiti comunicativi e la valutazione dell'efficacia della didattica.

Il modello presenta sette elementi essenziali, ognuno supportato da evidenze oggettive e da bibliografia, che caratterizzano il colloquio clinico efficacemente orientato al paziente.

Ogni elemento essenziale prevede dei compiti che vengono eseguiti dal clinico e l'esecuzione dei compiti previsti dal modello permette al clinico di migliorare le proprie abilità comunicative e valorizza un tipo di apprendimento personalizzato (Makoul, 2001). Il modello Kalamazoo è stato applicato alla pratica odontoiatrica ed è risultato efficace per l'insegnamento delle abilità comunicative e ha ottenuto un alto tasso di gradimento negli studenti rispetto ad altri interventi di formazione in comunicazione (White, 2008).

Un'altra cosa che favorisce la scelta di questo indice è che in Italia esiste il gruppo Kalamazoo Consensus Statement Italia. Lo scopo è di diffondere l'applicazione del KCS nel colloquio clinico di tutti i sanitari di qualsiasi professione e disciplina e di promuovere ogni azione atta a favorirne l'insegnamento.

La SIMeN e il KCSI vogliono promuovere la centralità del paziente, la condivisione del percorso di cura e l'umanizzazione della cura e vogliono favorire anche nell'ambito odontoiatrico questo tipo di approccio.

I prossimi passaggi a favore di questo obiettivo saranno la pubblicazione di un manuale e la pubblicazione di un documento da parte del Collegio dei Docenti in odontoiatria che dia il via al tentativo di mettere a sistema questo approccio.

Bibliografia

Caivano, G., (2022). Relazione medico-paziente: l'insostenibile leggerezza delle variabili tra paternalismo, consenso e relazione. Il dentista moderno.

Cantagallo, A. (2018). Le tipologie di rapporto tra odonto-iatra e paziente dal paternalismo alla reciprocità, Dental Tribune.

Coetzee, S. K., & Laschinger, H. K. S. (2017). Toward a comprehensive, theoretical model of compassion fatigue: An integrative literature review. Nursing & Health Sciences, 20(1), 4–15.

Deveugele, M. (2015). Communication training: Skills and beyond. Patient Educ Couns. 98(10):1287-91.

Flemer, B., Warren, R. D., Barrett, M. P., Cisek, K., Das, A., Jeffery, I. B., Hurley, E., O'Riordain, M., Shanahan, F., O'Toole, P. W. (2018). The oral microbiota in colorectal cancer is distinctive and predictive. 67(8):1454-1463.

Gilligan, C., Powell, M., Lynagh, M. C., Ward, B. M., Lonsdale, C., Harvey, P., James, E. L., Rich, D., Dewi, S. P., Nepal, S., Croft, H. A., Silverman, J. (2021). Interventions for improving medical students' interpersonal commu-nication in medical consultations. Cochrane Database of Systematic Reviews, Issue 2.

Herrera, D., Sanz, M., Shapira, L., Brotons, C., Chapple, I., Frese, T., Grazia-ni, F., Hobbs, F.D.R., Huck, O., Hummers, E., Jepsen, S., Kravtchenko, O., Madianos, P., Molina, A., Ungan, M., Vilaseca, J., Windak, A., Vinker, S. (2023). Associa-tion between periodontal diseases and cardiovascular disea-ses, diabetes and respiratory diseases: Consensus report of the Joint Work-shop by the European Federation of Periodonto-logy (EFP) and the Euro-pean arm of the World Organiza-tion of Family Doctors (WONCA Europe). J Clin Perio-dontol. 50(6):819-841.

Istituto Superiore di Sanità (2015), Conferenza di consenso. Linee di indirizzo per l'utilizzo della Medicina Narrativa in ambito clinico-assistenziale, per le malattie rare e cronico degenerative, I Quaderni di Medicina. Il Sole24Ore Sanità, Allegato al n.7. [24 feb.-2mar. 2015].

Kleinman, A., Eisenberg, L., Good, B. (1978) Culture, illness, and care: clini-cal lessons from anthropologic and cros-s-cultural research. 88(2):251-8.

Lo Muzio, L., Pelo, S. (2014). "Il Carcinoma Orale". Manuale di Riferimento SIPMO (Società Italiana di Patologia e Medicina Orale) SIOCOMF (Società Italiana di Chirurgia Maxillo Facciale), Grilli Editore.

Makoul, G. (2001). Essential elements of communication in medical encoun-ters: the Kalamazoo consensus statement. Acad Med. 76(4):390-3.

Newsome, P., & Wright, G. (1999). A review of patient sati-sfaction: British Dental Journal, 186(4), 166–170. doi:10.1038/sj.bdj.4800053a

Olsen, I., Yamazaki, K. (2019). Can oral bacteria affect the microbiome of the gut? J Oral Microbiol. 11(1):1586422.

Polvani, S. (2023). La medicina narrativa nella ricerca e nella pratica clinica: Annuario scientifico SIMeN 2022. Aonia edizioni.

Sherman, JJ., Cramer, A. (2005). Measurement of changes in empathy during dental school. J Dent Educ. 2005 Mar;69(3):338-45. PMID: 15749944.

Simpson, M., Buckman, R,. Stewart, M., Maguire, P., Lipkin, M., Novack, D., Till, J. (1991). Doctor-patient communication: the Toronto consensus state-ment. BMJ. 303(6814):1385-7.

Vergnes, JN., Apelian N., Bedos C. (2015). What about narrative dentistry? J Am Dent Assoc. 146(6):398-401.

White, JG., Krüger C., Snyman, WD. (2008). Development and implementa-tion of communication skills in dentistry: an example from South Africa. Eur J Dent Educ. 12(1):29-34.

Cura e narrazione: *Il male oscuro* di Giuseppe Berto[2]

Francesca Marchinu, Giuseppe Carrara
Università degli Studi di Milano
francescamarchinu@yahoo.com

Abstract

Attraverso la scrittura, si riesce a raccontare meglio che con la voce le emozioni e questo può aiutare sia il medico sia il paziente a curare e curarsi, conoscere e conoscersi. Nell'opera «Medicina narrativa. Onorare le storie dei pazienti», Rita Charon porta all'interno della medicina metodi utilizzati in critica letteraria: ella, infatti, ritiene che gli stessi metodi narrativi usati per analizzare un testo letterario possano essere

---

[2]Questo articolo ha partecipato al concorso *Premio SIMeN tesi in Medicina Narrativa – 2023*

adoperati dal medico per una più corretta diagnosi della malattia. In questo percorso si analizzerà il romanzo *Il male oscuro* di Giuseppe Berto attraverso la medicina narrativa. Si intende approfondire l'espediente narrativo che, più di tutti, sembra che colleghi la medicina narrativa alla critica letteraria: la triplice mimesis di Paul Ricoeur. Attraverso la triplice mimesis, di natura estetica, si può arrivare a una diagnosi più approfondita del paziente sia nella sua parte embrionale, sia nella sua rappresentazione in atto, sia nella catarsi del protagonista.

Il male oscuro di Giuseppe Berto è come una cartella parallela che vuole essere l'espressione di un differente e possibile alleviamento del dolore dato dalla scrittura e dalla letteratura: strumenti innocenti e sinceri che possono salvare il mondo e guarire l'uomo.

Così come Giuseppe Berto utilizza la scrittura e la narrazione come cura, allo stesso modo le persone affette da malattie, in questo particolare caso, nevrotiche possono alleviare il loro dolore attraverso la scrittura.

Il male oscuro vuole essere esempio di come la narrazione possa essere funzionale per le persone affette da malattie nevrotiche.

Mimesis I: contemplazione e pre-comprensione de Il male oscuro

Il male oscuro ha degli elementi propriamente psicoanalitici: l'autore vuole configurare come sia strutturata una crisi tra l'uomo e la realtà. Berto, a differenza di altri autori di romanzi psicoanalitici, ha esperito su di sé la nevrosi mentale e nel momento in cui si vive e si tocca con mano un determinato fenomeno si può testimoniare meglio lo stesso.

Il male oscuro è il simbolo per eccellenza di questo romanzo: è la nevrosi che attanaglia la figura del narratore protagonista e lo blocca in ogni situazione. La nevrosi viene definita oscura perché nessuno la comprende fino in fondo ed è male: porta l'uomo in una strada buia in cui non esiste sosta. L'uomo nevrotico piange per la sua solitudine, la sua domanda continua e senza risposta è: «Perché esisto?». Questo male pervade ogni organo e non dà la possibilità all'uomo di riscattarsi. È un male dettato da diversi fattori sociali. Berto prova nella sua vita gli stessi sensi di colpa che riporta nel romanzo. «Era il male oscuro di cui le storie e le leggi e le universe discipline delle gran cattedre persistono a dover ignorare la causa, i modi: e lo si porta dentro di sé per tutto il fulgorato scoscendere d'una vita, più greve ogni giorno, immedicato» (Gadda, 2017). Berto va oltre, entra concretamente in questo male e lo esperisce, consapevole che non ci sia: il soggetto malato deve prima di tutto reagire lui. Buio e consapevolezza diventano le facce di una stessa medaglia che viene portata solo dal malato nevrotico.

Quando il padre sta male ed è ricoverato in ospedale prima di morire, il protagonista cerca conforto nel piacere della sua relazione con una donna conosciuta da poco. Questo piacere indica il suo sfogo: egli pensa possa appagarlo ma alla fine lo porta ancora più nel baratro del male oscuro, in quanto la sua compagna non lo può aiutare.

Fiorella commenta che la pulsione erotica e le avventure sessuali in questo romanzo hanno un duplice simbolo: da un lato incanalano l'uomo nella virilità, anche se il narratore protagonista subisce le attenzioni di una ragazza che egli conquistò grazie alla sua divisa da sottotenente. Dall'altro lato, il rapporto sessuale in questo romanzo di Berto distoglie anche dall'impegno letterario e aumenta i sensi di colpa.

Il padre non indica solo il padre biologico del narratore protagonista: è anche Dio Padre, che nel corso dell'intreccio abbandona l'uomo e lo lascia in balia del suo male oscuro. E come Gesù Cristo grida al Padre: «Dio mio, Dio mio, perché mi hai abbandonato?» (Marco 15:34) così anche il protagonista urla un grido d'aiuto a Dio per tutto il suo male oscuro che da solo non riesce più a sostenere. Egli prova rabbia e senso di colpa nei confronti del suo padre biologico, che oltre a non averlo mai considerato, scatena in lui un senso di colpa tale per cui sente il peso della malattia da cui il padre stesso è affetto. Anche quando ormai sarà morto sentirà sempre la sua presenza che lo perseguita in ogni situazione. Fiorella sottolinea che i padri e le madri sono responsabili della disfatta psichica dei loro figli maschi. Il padre dell'io narrante è un maresciallo dei carabinieri in pensione, che identifica il senso del dovere patriarcale e inappagabile che trova il figlio sempre colpevole di qualcosa e l'io narrante si sente tale, anche quando poi la figura paterna verrà a mancare. Dio Padre, il padre biologico e il suo fantasma si confondono nel discorso e alle volte sembra che non possano essere per l'io narrante figure paterne ma solo figure negative, non in grado di aiutare il proprio figlio e soprattutto solo in grado di opprimere e lasciare il figlio in balia della sua malattia e dei suoi sensi di colpa. C'è un'altra figura che con il tempo viene considerata paterna: l'analista, con cui nasce un rapporto che va oltre la psicoterapia tanto che il narratore protagonista comincia a considerarlo come un padre.

Ne si possono trovare diversi nuclei semantici utili per la precomprensione e contemplazione del romanzo. Innanzitutto, Giuseppe Berto dà enorme importanza al tema della morte legato al senso di colpa e alla malattia. L'io narrante si sente in colpa per la morte del padre e per la sua morte futura; con la malattia si riferisce invece alla sua e a quella del padre che porteranno poi il primo alla nevrosi e il secondo alla morte. La morte viene vista in questo contesto come una liberazione da tutte le sofferenze della vita e diventa per il protagonista un pensiero costante.

Se la paura della propria morte per l'io narrante affetto da nevrosi è paradossale, diventa paradossale anche la morte degli altri, in quanto viene vista come una sua colpa: il fatto che il padre, morto, sia senza volto è sintomo del fatto che egli si sente in difetto nei confronti del fantasma del padre e che soprattutto abbia una colpa all'interno della sua malattia e della sua stessa morte. Al termine del romanzo, arriva alla conclusione che è il normale compimento della vita e che, in fondo, il padre è stato per lui padre e non è colpevole di quanto è accaduto. La morte include dunque il concetto di portare a compimento la vita. Il nucleo semantico della morte, perciò, si slegherà poi dal senso di colpa per legarsi alla consapevolezza della vita e alla speranza. Questa consapevolezza non porterà al pieno raggiungimento della guarigione: il romanzo che l'io narrante stava scrivendo, infatti, si fermerà al terzo capitolo e non verrà mai concluso, anzi, verrà bruciato. Ma egli era comunque riuscito a trovare un modo per vivere e restare in quella strada buia e senza meta in cui la sua malattia nevrotica lo aveva portato, perché aveva raggiunto una consapevolezza nuova.

Alfonzetti (2023) definisce Il male oscuro come il romanzo della fine, «cioè come un romanzo il cui senso si va dispiegato nel portare a compimento, da parte dello scrittore narratore, che è allo stesso tempo uno scrittore in analisi e uno scrittore personaggio, la storia, l'analisi e la vita stessa».

Inizialmente era un ostacolo per l'io narrante in quanto lo opprimeva e lo angosciava, al termine diventa ciò che lo tiene vivo e fa sì che in quella strada buia possano germogliare fiori buoni che lo aiutino a vivere.

L'anima psichica ha un significato importante e non può lasciare indifferente il lettore attento de Il male oscuro. Qui è un fatto di tutti, diventa universale ed entra nell'anima del lettore fino a farlo riflettere sulla propria interiorità. Il male oscuro ha il ruolo di portare sia l'autore, sia l'io narrante, sia il lettore a riflettere sul senso della vita e sul senso di ciò che avviene in essa: non è solo la cartella clinica dell'autore, è la cartella clinica di ciascun essere umano. Se all'inizio può sembrare una sorta di autodifesa ragionata nel prosieguo del libro si riesce a cogliere il senso più profondo e più nascosto dell'anima stessa. Non è la sua anima malata, non è questo il significato che si vuole trasmettere, ma è l'ambiente e le condizioni in cui l'anima vive che portano l'anima stessa ad avere una fragilità, una debolezza come quella della nevrosi mentale. L'anima dell'io narrante cerca di riscattarsi attraverso la scrittura stessa. Inoltre, si può scorgere una certa positività che, come per il nucleo semantico della morte, diventa qui parte essenziale e fondamentale per la reazione positiva alla malattia. E la cura, intesa proprio con il significato latino di preoccupazione, è fondamentale.

Mimesis II: connessione dei fatti e fonetica ne Il male oscuro

Lo stile di Berto viene chiamato da lui stesso discorso associativo, in quanto il linguaggio e lo stile psicanalitico sono strettamente legati alla tecnica delle libere associazioni. Questo significa che l'autore deve tener conto di diversi elementi all'interno del suo discorso che si associano tra loro e si intrecciano. In questo romanzo in particolare il discorso dell'analista si intreccia e si associa con quello dell'io narrante per creare il discorso associativo, in cui l'autore deve cercare di collimare le due mappe e farne una sola. Il male oscuro si può vedere come una cartella parallela, in cui però l'io narrante non è solo il medico o solo il paziente, ma è frutto di entrambe le menti: una sorta di romanzo scritto tenendo presenti due pensieri differenti che si congiungono nell'autore stesso, unica mano compositiva del discorso narrativo.

Berto oltre a essere il fondatore di questa nuova tecnica narrativa può essere anche considerato un innovatore in materia di tecniche narrative: non tanto per il suo stile narrativo, quanto per il fatto che lo fa derivare dalla sua esperienza personale e non dagli studi. Berto utilizza questo stile per trasmettere in maniera più reale possibile quello che ci può essere nell'anima di un uomo affetto da nevrosi mentale: solo conoscendo quello che c'è all'interno di essa si può trovare un senso alla nevrosi mentale stessa. Non si può però solo comprendere ciò, ma bisogna farlo anche proprio in maniera empatica e cercare un modo per condividerlo nel modo più crudo e vero possibile: e il modo, per Berto, è il discorso associativo. La paura di Berto di non essere in grado di andare avanti fu ciò che gli diede la forza e il coraggio di continuare a scrivere di quest'uomo distrutto da quello che nella vita gli è successo e che non sa come reagire. Alla fine, però, forse grazie alla consapevolezza che la scrittura e il racconto lo possono salvare, riesce a riscattarsi. Come la narrazione di questi fatti deve prescindere dalla psicoanalisi, così anche la psicoanalisi deve prescindere dalla narrazione: i due ambiti si completano e, insieme, non possono che dare frutti positivi per il paziente e per chi si accinge alla lettura e all'analisi di tale romanzo. Ma l'io narrante a chi si rivolge?

Non c'è traccia di un dialogo intenso con il destinatario dell'opera: probabilmente perché non c'è, o meglio, c'è ma è talmente universale che è impossibile darne un nome. Si tratta di un dialogo in absentia: l'io narrante parla con il padre pur sapendo che egli sia assente e che non possa rispondergli. L'io narrante si aggrappa a questa tecnica per dialogare con il padre in una maniera irreale. Può essere anche inteso come un motivo di sfogo nei confronti di questo padre non solo assente in quel momento perché morto, ma assente anche quando era in vita. Questa tecnica narrativa verrà utilizzata anche per un discorso nei confronti dell'analista, ma le parole saranno meno crude e soprattutto dettate da una certa positività.

L'io narrante e l'io narrato sono molto vicini tra loro e questo viene dettato in particolar modo dalla presenza di questi tre presenti che persistono, si congiungono tra loro e rendono quasi invisibile la differenza tra i tre piani temporali. Sia questa congiunzione tra io narrante e io narrato, sia l'utilizzo dei tre presenti producono inconsciamente continui passaggi temporali e flashback che non si creerebbero altrimenti senza i due elementi sopra citati.

La fede è un tema importante per Berto. In questo romanzo, ragiona sul ruolo storico dell'individuo in un mondo in cui la religione non concede consolazione e certezze, ma viene considerata come un dato culturale originale nonostante sia stato compromesso dal potere politico. L'uomo che cerca salvezza è, secondo questo pensiero, immerso in un mondo che ha incrinato il valore autentico della religione e ha portato, per l'appunto, alla morte di Dio. Dio, perciò, non può più salvare l'uomo e l'uomo non si ancora a Lui per bisogno e per salvarsi, in quanto l'uomo l'ha ucciso con le proprie costruzioni sociali. Berto rimane ancorato al pessimismo e non trova la via della salvezza neanche attraverso la psicoanalisi. Si può dire che quello di Berto è un Dio indifferente: non è il Dio in cui crede, non è quello verso cui riversa la sua fede perché non sente che può essere colui al quale aggrapparsi nel momento del bisogno. È come se fosse indifferente del suo male oscuro. Non si affida a Lui perché non riesce a trovare qualcosa che lo faccia tenere legato a questa profonda fede. È un Dio che non si preoccupa di lui e gli è lontano, che – a detta sua – pensa a tutti gli altri e non all'io narrante stesso. Ecco allora perché più volte Dio viene paragonato al suo padre biologico, severo e assente. Si sente tradito dalla figura divina: l'autore nelle vesti dell'io narrante sostiene che Dio non abbia saputo stargli accanto nelle sue difficoltà e nel momento del bisogno così come fece il padre in vita. La fede di Berto è angosciante in quanto egli è consapevole dell'esistenza di un'entità trascendentale ma è come se non fosse lì per lui, ma solo per tutti gli altri. L'io narrante ha paura di essere spiato da un occhio superiore, invisibile e giudicante: si sente completamente immerso nel peccato e nella vergogna per colpa delle sue pulsioni sessuali. Esse portano a una vergogna morale che è dovuta proprio al fatto che Dio può vedere tutto: la vergogna lo angoscia ma è consapevole di non poter evitare le sue pulsioni, in quanto elemento fisiologico della vita dell'essere umano. Berto continua ad interagire con Dio: la sua rabbia per l'indifferenza del Signore nei suoi confronti scaturisce in un acuto grido di aiuto che può essere anche interpretato come una preghiera. Questo non elimina l'angoscia dalla fede né viene accantonata l'influenza di Nietzsche, ma a questi due elementi si lega anche la consapevolezza di voler ricercare e capire.

Si chiede se Dio è concretamente presente nella vita dell'uomo oppure semplicemente è una figura vuota che l'essere umano immagina proprio perché ne ha semplicemente il bisogno. Berto nella persona dell'io narrante identifica alcuni dubbi, in quanto ritiene che nella sua vita Dio sia sempre stato abbastanza distante e non abbia mai agito sulle sue disgrazie. Tutto questo pessimismo però ha sempre uno spiraglio di luce: l'io narrante resiste, non si arrende mai totalmente. È come se egli fosse una bilancia che pende o dalla parte del pessimismo e dell'idea di un Dio lontano, o dalla parte dell'ottimismo e dell'idea dell'amore di Dio, ma resta sempre in equilibrio al centro perché resiste e non si sbilancia mai né dalla parte della rinuncia alla vita né dalla parte del pieno affidamento al Padre. Probabilmente la sua fede lo tiene in vita e fa sì che riesca a resistere senza cadere nel baratro della disperazione.

Sono proprio i diversi toni di voce all'interno del romanzo che, componendo una perfetta sinfonia, danno origine alla narrazione stessa. La voce dell'io narrante che è alle volte assimilata a quella dell'autore stesso: è caratterizzata dalla paura di tutto che emerge dall'andamento narrativo ininterrotto, un «vomito incontrollato» (Zanzotto, 1989). Non si potrebbe parlare di questo male di cui è affetto l'io narrante senza questo ritmo incalzante e precipitoso. La voce è ininterrotta: al di là del fatto che la voce parli in prima persona, il ritmo è talmente spasmodico che non può che essere dettato da una mente che veramente ha vissuto alcune di quelle vicende. «Così scrissi il male oscuro, che è press'a poco il racconto della mia malattia. Lo buttai giù in Calabria, in un luogo isolato che si chiama Capo Vaticano, impiegando poco più di due mesi di tempo, senza gravi difficoltà. Era come se avessi scoperto il bandolo d'un filo che mi usciva dall'ombelico: io tiravo e il filo veniva fuori, quasi ininterrottamente, e faceva un po' male si capisce, ma anche a lasciarlo dentro faceva male». (Berto, 2016). È esplicativa questa parte dell'appendice perché testimonia che questo romanzo non è solo mera invenzione, ma è proprio qualcosa che riguarda Berto in prima persona: è come un filo che viene tirato da lui stesso fuori dalla sua anima. E di conseguenza le due voci si assimilano: un lettore attento si rende conto che in realtà questa voce così incalzante entra anche nella propria anima e la pervade. C'è un elemento importante però da non trascurare: nonostante si possa intuire questa assimilazione da una conoscenza più approfondita della biografia dell'autore, Berto riesce ad oggettivare la voce narrante come se si trattasse di un'altra persona.

Subentra una terza voce, quella del lettore. Il filo che esce dall'anima di Berto entra in quella del lettore che si sente come violato ma che riesce attraverso la propria voce a riflettere sulla sua vita attraverso ciò che la voce narrante del romanzo evoca. Molti critici sostengono che nel momento in cui ci si accinge nella lettura di questo romanzo diventano più visibili anche le proprie debolezze che, magari, si vogliono mantenere nascoste. Inizia a quel punto a parlare una voce esterna, che non è insita nel romanzo ma che è fondamentale proprio per la buona riuscita di questo: la voce del proprio io. Le altre voci sono presenti in una forma particolarmente inusuale: per la maggior parte parlano attraverso l'io narrante e non hanno una forma propria perché vengono quasi sempre filtrate dalla voce del narratore protagonista. Questo fa sì che il flusso di coscienza non si interrompa e permetta al lettore di entrare ancora di più nella profondità di quel monologo e dell'anima dell'io narrante stesso.

Il ritmo mentale dell'io narrante è accompagnato dal ritmo fonetico che è «come una emozione che si scarica in movimenti ordinati» (Rekut-Liberatore, 2017).

Il male oscuro tratta la malattia con ironia: ci sono dei passi del romanzo in cui l'io narrante sdrammatizza la situazione e usa del sarcasmo per alleviare la sua sofferenza. Il discorso narrativo diventa più scorrevole e tutta la questione della nevrosi mentale è affrontata in modo differente: c'è un riscatto alla malattia stessa e questo è proprio il modo con cui affrontarla. Si tratta di ironia nella disperazione: se non ci fosse, probabilmente non ci sarebbe riscatto. Attraverso l'ironia si può mettere ordine a quel mondo e cercare di dare un senso alla sua sofferenza.

Ovviamente non manca la disperazione nel romanzo, anzi, è il fulcro della vicenda narrata. Il protagonista è disperato a tal punto da non riuscire a vivere nulla senza stare male: per lui tutto è sofferenza.

Questo chiaramente perché il male oscuro lo pervade costantemente ed è un male che riguarda solo lui, nessun altro: non è compreso da altro essere umano. Inoltre, prima di essere oscuro agli altri è oscuro a sé stesso e questo attiva un meccanismo tale per cui l'assenza di comprensione gli provoca dolore e frustrazione.

L'immane senso di colpa scaturisce anche il suo rifiuto nello scrivere: scrivere era la sua professione; eppure, la nevrosi mentale lo porta ad aver paura a comporre qualcosa. L'io narrante non espone sempre la sua disperazione in maniera angosciante: alle volte il suo grido d'aiuto è più contenuto e si confonde con il resto della narrazione.

Mimesis III: ricezioni e conseguenze connesse

Si può notare che la malattia abbia influenzato la scrittura: è grazie alla nevrosi, dunque, se Berto ha scritto questo romanzo e allo stesso tempo è a causa della nevrosi se Berto ha temuto la scrittura e non è stato in grado di scrivere per un lungo periodo. È il senso di colpa che interrompe la sua attività ma è il senso di colpa stesso che gli permette di scrivere questo romanzo. Dalle spine di questo male, prima insormontabile, nasceranno le rose de *Il male oscuro*. Inizialmente la scrittura è descritta nel romanzo come una delle ragioni per cui Berto è affetto dalla nevrosi: è ciò che lo faceva vivere e ad un certo punto della sua vita essa comincia a mancare in maniera ingiustificata. Lo scrittore si sente vuoto, escluso non solo dal mondo ma anche da ciò in cui aveva sempre trovato una certezza, un conforto, una ragione per vivere. La sua passione viene ridotta all'inesistenza e il vuoto viene colmato dalla malattia che si appropria di ogni parte dell'uomo e non lo abbandona più. È la malattia dunque che causa allo scrittore un blocco, non la scrittura che provoca la malattia: la nevrosi avrebbe bloccato qualsiasi professione, proprio perché è come se portasse l'uomo a sentirsi inetto. La scrittura è stata vittima della nevrosi.

La scrittura viene vista come una colpa nel romanzo perché si ragiona non tanto su cosa potrebbe fare il protagonista e cosa sia il protagonista con la scrittura ma si ragiona sulla scrittura in generale, sul capolavoro; ciò non può aiutare Berto a superare la sua crisi e a cercare di ritornare lo scrittore che era senza provare paura. Questa paura non riuscirà mai ad attenuarsi e a riconciliarsi con la vita del protagonista: continuerà a lacerare il suo corpo e la sua anima in maniera sempre più profonda e condurrà lo scrittore verso il baratro della nevrosi. Berto vive la scrittura con lo stesso senso di colpa angosciante con cui vive tutto il resto. Viene immerso in una situazione di inettitudine talmente profonda che è anche consapevole di non riuscire ad uscirne. La scrittura è simile ad una bilancia: su un braccio si trova l'angosciosa paura di riprendere in mano quel foglio, abbandonato da mesi, e di ricominciare ancora una volta a scrivere con la consapevolezza che magari non potrà mai soddisfarlo pienamente; sull'altro, invece, si trova il coraggio di prendere quello stesso foglio, buttarlo e ricominciare da capo sempre con la consapevolezza che non sarà il capolavoro e l'opera per cui si verrà ricordati ma con la sicurezza che scrivere può salvare, può essere lo strumento per raggiungere una vita migliore. La scrittura e lo scrittore sono fondamentali per la vita dell'uomo e per la loro stessa vita: alle volte si pensa sia qualcosa di inutile e che non serve a nulla nella vita di tutti i giorni; ma se si guarda un po' più sotto e si osserva con gli occhi non giudicanti di un bambino ci si rende conto che in realtà è ciò che può veramente salvare l'uomo. E se all'inizio o in un periodo complesso può risultare una trappola, ecco che, proprio nel momento in cui la disperazione sta per prendere il sopravvento, la scrittura libera l'uomo da questo estremo dolore. Lo cura. Lo protegge. Lo calma. Per il protagonista de *Il male oscuro*, la scrittura diventa proprio il modo per reagire alle ossessioni del mondo e per cercare di trasmettere a questo mondo che il sentirsi inetti non è una cosa da tenere nascosta, perché c'è uno strumento che può aiutare a rendere più chiaro e ordinato il disordine che si crea nell'uomo: e questo strumento è proprio il foglio bianco. La vita di Berto è la sua scrittura. La scrittura salva e guarisce. Non c'è nulla che lo può negare. Perché come recita Prometeo incatenato: «Il racconto è dolore, ma anche il silenzio è dolore» (Eschilo, 2015).

Nel romanzo, il processo catartico è ben evidenziato perché il lettore è testimone proprio di questa liberazione dal male: la scrittura e la psicoanalisi sono gli strumenti attraverso cui il processo catartico può avere vita. La liberazione non sarà mai completa in questo caso, tanto è vero che anche al termine del romanzo verrà ribadito che egli non guarisce ma è soddisfatto del punto di guarigione a cui è arrivato. Berto in realtà considera la scrittura insieme alla psicoanalisi lo strumento per compiere il suo viaggio catartico: non si accontenta infatti della possibilità di liberarsi dall'angoscia attraverso la terapia. Egli vuole utilizzare anche la scrittura perché il foglio bianco può essere il rifugio di ogni pensiero non guarito e ancora nascosto nella propria anima. Questo processo catartico è curativo: rientrano in questo campo alcuni espedienti narrativi come la prolessi e l'analessi che vengono intesi come progresso dell'autoanalisi del protagonista. Il processo catartico del protagonista viene ripercorso dallo stesso lettore sin dall'inizio: Berto anticipa già all'inizio del romanzo che parlerà della sua «dura lotta con il padre» non perché sia straordinaria ma perché è il modo per esternare quello che ha vissuto. Senza la messa per iscritto dei suoi pensieri in questo modo, probabilmente non ci sarebbe stato nessun progresso catartico nella sua vita, anzi sarebbe rimasto immobile nel punto della strada a cui era arrivato solo con la psicoanalisi. È come se psicoanalisi e scrittura lavorassero insieme con l'unico obiettivo di salvare il protagonista: entrambe inizialmente non sono apprezzate, tanto è vero che l'io narrante non ha fiducia nella terapia e ha paura del foglio bianco e della penna. Ma poi trova in esse la via per la guarigione, la luce che fino a quel momento era stata oscurata dalla disperazione.

Bibliografia

Gadda, C.E. (2017). La cognizione del dolore. Adelphi ed.

Alfonzetti, B. (2023). Il male oscuro e la fine. Visto in accademia.eu

Zanzotto, A. (1989) in E, Artico, Lepri, L. (a cura di) Giuseppe Berto. La sua opera, il suo tempo. Marsilio ed.

Berto, G. (2016). Il male oscuro, Neri Pozza ed.

Rekut-Liberatore, O. (2017) Metastasi cartacee. Intrecci tra neoplasia e letteratura, Firenze University Press.

Eschilo. (2015). Prometeo incatenato. Feltrinelli ed.